サクセス管理栄養士・栄養士養成講座

第 9 版

食品衛生学

食べ物と健康

監修 一般社団法人 全国栄養士養成施設協会
公益社団法人 日本栄養士会

著者 植木幸英
前田純夫
阿部尚樹

第一出版

著者紹介 （執筆順）

植木幸英　聖徳大学名誉教授

前田純夫　奈良女子大学生活環境学部准教授

阿部尚樹　東京農業大学応用生物科学部食品安全健康学科教授

監修のことば

　栄養の専門職には，保健，医療，福祉，教育等の分野における学術の進歩や，社会の変化，国民の要請に的確に対応し，人々の健康やQOLの向上に貢献すると同時に，日本の栄養改善の知見を世界と共有し，持続可能な開発目標（SDGs）に沿った社会の実現に貢献することが求められています。その要求に応えるのが，高度な専門性と人間性，倫理性を併せ持つ管理栄養士・栄養士です。

　日本の栄養士は，1924年の私立栄養学校の開設に始まり，第2次世界大戦前の栄養改善の時代，戦後の栄養欠乏対策の時代，高度経済成長期に顕著となった非感染症疾患対策の時代を経て，近年では低栄養と過栄養の栄養不良の二重負荷という複雑化した栄養課題に対処してきました。管理栄養士，栄養士は，100年にわたり国民生活の向上と社会の発展に寄与してきたのです。その間，栄養士資格は，1945年の栄養士規則および私立栄養士養成所指定規則公布を経て，1947年公布の栄養士法により法制化されました。以後，国民の栄養状態の変化に対応すべく，幾度かの法改正が行われ，1962年の一部改正では管理栄養士の資格が「栄養士のうち複雑または困難な栄養の指導業務に従事する適格性を有するもの」として新設されました。

　その後，2000年の法改正において，「21世紀の管理栄養士等あり方検討会報告書」を受け，管理栄養士は，「人間栄養学に基づいた対象者の栄養状態の評価に基づいた栄養管理と指導を行う」，栄養士は，「調理，献立と一般的な栄養指導を行う」と定義され，その役割が明確化されました。管理栄養士資格は登録制から免許制に変更され，国家試験の受験資格も見直され，今日に至っています。

　この改正の趣旨に合わせて，管理栄養士の養成カリキュラムは，"専門基礎分野"として「社会・環境と健康」，「人体の構造と機能及び疾病の成り立ち」，「食べ物と健康」が位置づけられ，"専門分野"として「基礎栄養学」，「応用栄養学」，「栄養教育論」，「臨床栄養学」，「公衆栄養学」，「給食経営管理論」が位置づけられるとともに，生理学，生化学，解剖学，病理学，臨床栄養学などの医学教育が重視され，臨地実習の内容も対人業務の実習が重視されることとなりました。また，管理栄養士・栄養士養成のための栄養学教育モデル・コア・カリキュラムや，その活用支援ガイドが作成され，管理栄養士国家試験出題基準も最新の知見を取り入れ，数度の改定が行われています。

　本シリーズ（サクセス管理栄養士・栄養士養成講座）は，最新のカリキュラムや国家試験出題基準準拠の問題に合わせ適宜改訂を行い，重要なキーワードの解説や要点がコンパクトにまとめられています。多くの方々が日々の学習書として活用されることを，強く希望いたします。

2023年2月1日

一般社団法人 全国栄養士養成施設協会

理事長　　滝川 嘉彦

公益社団法人 日本栄養士会

会長　　中村 丁次

目次

監修のことば

**本書に
ついて**

色文字①：重要語
色文字②：両側の欄に解説のある語
◀：このマークがある場合は，第32～36回管理栄養士国家試験に出題された内容が含まれ
ています。
例）◀ 36-53：第36回問題53

食品の安全性

Ⓐ 食品衛生と法規

　食品は，人間の生命，健康を保持・増進するために必要不可欠のものであり，その安全性の確保は非常に重要である。食品の安全確保のために，食品衛生行政が中心的役割を担っている。食品衛生行政は，衛生行政活動の一分野である。

　衛生行政は，憲法第25条（国民の生存権と国の社会的任務）で示されている，健康で文化的な生活を確保するためのものである。さらに，衛生法規に定められた事項によって国民の健康保持・増進および疾病の予防を図る公衆衛生活動であり，国（厚生労働省）－都道府県（衛生主管部局）－保健所－市町村（衛生主管課係）というように，国と地方公共団体（都道府県，市町村）の連携のもとで行われている。

ⓐ リスク分析；リスク評価，リスク管理，リスクコミュニケーション……

　経済社会の発展に伴い食生活が豊かになる一方で，食品流通の広域化・国際化の進展など，食生活を取り巻く状況は大きく変化している。このため，食品の安全性について，①**リスク**の存在を前提とし，科学的知見に基づいてリスクを制御していく「リスク分析（リスクアナリシス）」，②製造時から最終的に人に摂取されるまでのすべての段階において必要な措置を講じる「フードチェーンにおける安全性確保」の重要性が指摘されている。

　このような動きに対応して，日本では平成15（2003）年に食品安全基本法（p. 3，A-b 参照）が成立し，食品の安全確保に関する対策がとられている。

　リスク分析の手法は，リスク評価（リスクアセスメント），リスク管理（リスクマネジメント），リスクコミュニケーションの3要素からなる（**図A-1**）。特定の集団への危害の発生を予測し，事前に危害発現を防止，または危害発現時にそのリスクを最小限にするシステムである。

1 リスク評価

　食品中には潜在的に**ハザード（危害要因）**が存在しているということを前提として，定められた条件下でヒトに及ぼす有害な作用とその強度を科学的知見に基づいて評価する。ある物質のリスク評価を行う場合，3つの科学的情報に基づいてその物質の使用目的や日常生活における摂取条件のもとで，ヒトに対してどのように有害な影響を及ぼす可能性があるのかを推定し，最終段階でそのリスクを判断する（食品安全基本法第11条）。

　　①有害性確認：対象とする物質にどのような有害性があり，ヒトに対しても有害な影響を与える可能性があるのかどうかを確認する。

　　②用量作用評価：対象とする物質が，日常の食生活でヒトに対してどのくらい

リスク
危険度または危険率。それが原因となって有害作用が発生する可能性の確率のこと。食品安全基本法では，「食品健康影響」と表現している。

ハザード（危害要因）
食品安全にかかるハザードとは，健康に悪影響をもたらす可能性のある，食品に含まれる生物学的，化学的または物理的な物質，あるいは食品の置かれた状態をいう。

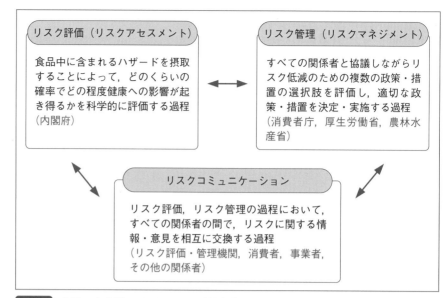

図A-1 食品の安全性におけるリスク分析（リスクアナリシス）の手法

の濃度でどの程度のリスクを与えるか，またどのくらいの濃度なら安全とみ
なし得るかを評価する。実験動物を用いて，投与量によりどのような作用を
示すかなど，用量と作用の関係を明らかにする。

③曝露評価：ヒトがその物質をどれくらい摂取（曝露）するかを測定する。

補足 日本人1人当たりの各当該食品摂取量を，厚生労働省が実施している「国民
健康・栄養調査」から求め，当該食品にどれくらいの当該物質が含まれている
か，その摂取量を推定する。

①〜③の結果から，当該物質がヒトに対してどのくらい危険なのか，どのく
らいなら許容できるのか，リスクを判定する。

2 リスク管理

評価結果などに基づく施策を実施する。

関係行政機関において，食品供給行程の各段階における適切な措置，また国民の
健康への悪影響が未然に防止されるように，食品の安全性の確保を行う。そして，
国民の食生活の状況を考慮し，**食品健康影響評価（リスク評価）**の結果に基づいた，
食品の安全性の確保に関する施策の策定を行う（食品安全基本法第4，5，12条）。

3 リスクコミュニケーション

施策の実施にあたって，関係者との情報や意見の交換を行う。

食品の安全性の確保に関する施策を策定する場合は，国民の意見を反映し，情報
の提供，意見を述べる機会の付与，その他の関係者相互間の情報・意見の交換を行
う。また，食品の安全性の確保に関する施策の策定のために，関係行政機関相互の
密接な連携を行う（食品安全基本法第13，15条）。

補足 食品衛生法第64，65条のリスクコミュニケーションとは少し意を異にする。

4 フードチェーンにおける安全性確保

フードチェーンとは，生産から食品の販売に至る一連の国の内外における食品供給行程のことで，飼料生産，収穫，製造，加工，物流，販売，**ケータリング**，包装など，食品にかかわる全段階を意味する。食の安全性は，フードチェーンにかかわる全関係者が各責務・役割を果たして確保できる。消費者も，食品の購入から，保管，調理，摂取までをフードチェーンと考え，注意する必要がある。

また，原材料の出所や食品の製造元，販売先などの記録を残すことによって，食品および食品に関する情報を追跡・遡及できるようにするトレーサビリティも，フードチェーン全体において行われる。これにより，食品の安全性に関して問題が生じた際の原因究明や，問題の食品の追跡・回収が容易になる（p.43, Column 参照）。

ケータリング
調理設備を備えた車両などで顧客のところまで出向き，食べ物を提供するサービス。コンサートなどの屋外イベント，職場，街の商業施設などでのサービスが一般的である。

b 食品安全基本法と食品衛生法 ◀ ···

◀ 35-52
　34-53
　32-55

1 食品安全基本法 （p.74, **参考資料1** 参照）

国内初の牛海綿状脳症感染牛の発生（p.43, Column 参照）をはじめとする，食品の安全をめぐる問題の発生を契機として，平成15（2003）年に制定された法律である。3章38条から構成されている。

● **目的**　科学技術の発展，国際化の進展その他の国民の食生活を取り巻く環境の変化に適確に対応することの緊要性にかんがみ，食品の安全性の確保に関し，基本理念を定め，並びに国，地方公共団体および食品関連事業者の責務並びに消費者の役割を明らかにするとともに，施策の策定に係る基本的な方針を定めることにより，食品の安全性の確保に関する施策を総合的に推進すること（第1条）。

● **基本的理念**
①国民の健康の保護が最も重要であるという基本的認識のもとに，食品の安全性の確保のために必要な措置が講じられること（第3条）。
②食品供給行程の各段階において，食品の安全性の確保のために必要な措置が適切に講じられること（第4条）。
③国際的動向および国民の意見に配慮しつつ科学的知見に基づき，食品の安全性の確保のために必要な措置が講じられること（第5条）。

● **食品安全委員会の設置**　食品安全基本法の大きなポイントは，食品安全委員会の設置（内閣府）が定められていることである（第22条）。

図A-3（p.9）に示した通り，食品安全委員会の主な業務は，リスク評価（食品健康影響評価）とリスクコミュニケーション（情報および意見交換）の企画および実施である。

食品安全基本法制定以前は，厚生労働省と農林水産省が独自に食品安全のリスク評価を実施していた。現在は，食品安全委員会がリスク評価を行い，評価の結果を報告し，関係省庁に施策と改善を求めるようになっている。各省庁は，規格基準の策定や監視指導などのリスク管理を行う。

食品安全委員会は，各省庁や消費者および事業者などと意見交換を行うリスクコミュニケーションを実施して，食の安全性を確保するという役割をもつ。

2 食品衛生法 (p.77, **参考資料2**参照)

食品衛生法は，11章79条より構成されており，その目的は「食品の安全性の確保のために公衆衛生の見地から必要な規制その他の措置を講ずることにより，飲食に起因する衛生上の危害の発生を防止し，もって国民の健康の保護を図ること」である（第1条）。

この法律で食品衛生とは，食品，添加物，器具および容器包装を対象とする飲食に関する衛生をいう（第4条第6項）。また，食品とはすべての飲食物をいうが，医薬品，医療機器等の品質，有効性及び安全性の確保等に関する法律（昭和35年法律第145号）で規定する医薬品，医薬部外品および再生医療等製品は含まれない（第4条第1項）。

食品衛生法の概要を**表A-1**に示した。

3 食品，添加物等の規格基準

◀ 36-55
34-53
32-59
32-63

食品衛生法の規定に基づき，厚生労働省告示によって食品，添加物などの規格基準が定められている。食品一般や清涼飲料水をはじめ，個々の食品について，成分規格，製造，加工調理および保存などの基準がある（p.87, **参考資料3**参照）。

●**成分規格**　微生物学的基準，化学的基準が示されている（**表A-2**）。重要事項としては，食品は**抗生物質**または化学的合成品たる**抗菌性物質**および放射性物質を含有してはならない（食品添加物や，残留農薬，動物用医薬品，飼料添加物の含有量が残留基準・一律基準以下のものや特定農薬等は除く），という点があげられる。

●**製造，加工，調理基準**　主なポイントは次の通り。

・食品を製造，または加工する場合，食品に**放射線**を照射してはならない。ただし，製造工程または加工管理のための照射では，食品の**吸収線量**が0.1グレイ以下であればこの限りではないとされている。

・じゃがいもの放射線照射（発芽防止のため）については，放射線源の種類（コバルト60：γ線），吸収線量（150グレイ以下），再照射不可などの条件のもとで許可されている（p.19参照）。

●**保存基準**　保存温度に関する基準は，**表A-3**の通りである。

●**器具および容器包装の規格基準**　プラスチック製の食品容器，ボトルなどのいわゆる合成樹脂製の器具，容器包装は，日常の食生活に簡便さをもたらし，また食品の流通，保存のために大きな役割を果たしている。これら食品に用いられる器具と容器包装については，金属，器具・容器包装一般を対象とした原材料一般と，ガラス，陶磁器，ホウロウ引き，合成樹脂，ゴムなどの原材料の材質別，用途別，さらに製造基準の規定がある。

抗生物質
生物，特に微生物によってつくられ，微生物やその他の細胞の機能を阻止または抑制する物質。ペニシリンが最初に発見されたもの。

抗菌性物質
病原性微生物に対して効力を示す物質。抗生物質，合成抗菌剤，真菌症治療剤等が広義に含まれる。

放射線
原子力基本法によれば「電磁波または粒子線のうち，直接又は間接に空気を電離する能力をもつもの」をいう。α線，β線，γ線などがある。透過能力はα線が最も弱く，β線，γ線の順に強くなる。α線は紙で，β線・陽子線は薄いアルミ板で，γ線・χ線は鉛で，中性子線は水や厚いコンクリートでブロックすることができる。

吸収線量
放射線により被照射物質に与えられるエネルギーの量を表したもの。食品の保存性を向上させるために使用され，グレイ(Gy)の単位で表される。

表A-1　食品衛生法の概要

第1章　総則	
第1条	目的：食品の安全性の確保のために公衆衛生の見地から必要な規制その他の措置を講ずることにより，飲食に起因する衛生上の危害の発生を防止し，もって国民の健康の保護を図ること
第2, 3条	国，食品等事業者等の責務：食品等事業者の記録保存の努力義務など
第4条	用語の定義：①食品　②添加物　③天然香料　④器具　⑤容器包装　⑥食品衛生　⑦営業　⑧営業者　⑨登録検査機関

第2章　食品および添加物	
第5～14条	①販売物の取扱い ②販売等の禁止（腐敗，変敗，未熟，有毒・有害物質の含有・付着，病原微生物汚染，不潔，異物の混入） ③新開発食品（特殊な方法により摂取する食品等）の販売禁止 ④特定の食品等の販売等の禁止 ⑤化学的合成品等の販売等の制限 ⑥販売，製造，輸入等が認められる添加物の範囲 ⑦食品，添加物の基準・規格の設定 ⑧農薬，飼料添加物および動物用医薬品に関する事項 ⑨残留農薬制限設定に際する農林水産大臣の協力

第3章　器具および容器包装	
第15～18条	①営業上使用する器具などの取扱い ②有毒・有害な器具などの販売・製造・輸入・使用の禁止 ③特定の器具等の販売等の禁止 ④器具・容器包装の基準・規格の設定

第4章　表示および広告	
第19, 20条	①食品，添加物，器具，容器包装の表示の基準 ②虚偽，誇大表示，広告の禁止

第5章　食品添加物公定書	
第21条	食品添加物公定書の作成，収載に関する事項

第6章　監視指導	
第21の2～ 24条	①監視指導指針の決定，公表 ②輸入食品監視指導計画の決定，公表 ③都道府県等食品衛生監視指導計画の決定，報告，公表など

第7章　検査	
第25～30条	①食品，添加物，器具，容器包装の検査・合格の表示など ②検査命令 ③食品等の輸入の届出 ④報告徴収，検査および収去の権限 ⑤検査施設 ⑥食品衛生監視員（任命，職務，資格など）

第8章　登録検査機関	
第31～47条	登録検査機関の登録，製品検査に関する事項

第9章　営業	
第48～56条	①食品衛生管理者（責務，資格） ②有毒・有害物質の混入防止措置等に関する基準 ③営業施設の基準 ④営業の許可　など

第10章　雑則	
第57～70条	①医師による食中毒患者等の届出，保健所長による食中毒の調査，報告 ②死体の解剖 ③厚生労働大臣による食中毒の調査の要請等 ④食品衛生推進員の委嘱 ⑤国民等の意見の聴取，反映等

第11章　罰則	
第71～79条	罰金規定など

資料）　食品衛生法，法律第233号（昭和22年12月24日，最終改正：令和4年6月17日法律第68号）

表A-2 食品，添加物等の規格基準（成分規格）のポイント

微生物学的基準のある食品	
①大腸菌群 （グラム陰性の無芽胞桿菌で，乳糖を分解して酸とガスを生じるすべての好気性または通性嫌気性の菌群）	・陰性が規定されている食品：清涼飲料水，粉末清涼飲料，氷雪・氷菓（融解水），加熱食肉製品（包装後加熱殺菌），鯨肉製品，魚肉ねり製品（魚肉すり身を除く），冷凍ゆでだこ，冷凍ゆでがに，冷凍食品（加熱後摂取冷凍食品の凍結直前加熱以外を除く）
②細菌数	・粉末清涼飲料：3,000/g 以下 ・氷雪（融解水）：100/mL 以下 ・氷菓（融解水）：1 万/mL 以下 ・食鳥卵〔未殺菌液卵（鶏卵）〕：100万/g 以下 ・冷凍ゆでだこ，冷凍ゆでがに：10万/g 以下 ・生食用かき：5 万/g 以下 ・冷凍食品：10万/g 以下（加熱後摂取冷凍食品の凍結直前加熱以外：300万/g 以下）
③腸炎ビブリオ最確数 （腸炎ビブリオの菌数を確率論的に算出する方法）	・生食用鮮魚介類：100/g 以下 ・生食用かき（むき身）：100/g 以下
④腸炎ビブリオ	・陰性が規定されている食品：ゆでだこ，ゆでがに
⑤*E. coli* 最確数 （大腸菌数を確率論的に算出する方法）	・生食用かき：230/100g 以下
⑥*E. coli*	・陰性が規定されている食品：食肉製品（乾燥食肉製品，加熱食肉製品の加熱殺菌後包装），冷凍食品（加熱後摂取冷凍食品の凍結直前加熱以外） ・菌数：食肉製品（非加熱食肉製品，特定加熱食肉製品）100/g 以下
⑦その他	・食肉製品：黄色ブドウ球菌（1,000/g 以下），サルモネラ属菌（陰性），リステリア・モノサイトゲネス（100/g 以下），クロストリジウム属菌（1,000/g 以下） ・食鳥卵〔殺菌液卵（鶏卵）〕：サルモネラ属菌（陰性, 25g 中）
化学的基準のある食品	
①有害元素	・清涼飲料水，粉末清涼飲料：ヒ素，鉛を検出しない，スズ150ppm 以下 ・りんごの搾汁および搾汁された果汁：パツリンの含有量が0.050ppm 以下 ・米（玄米及び精米）：カドミウム，カドミウム化合物0.4ppm 以下（Cd として）
②ホウ素化合物	・寒天：ホウ酸として 1 g/kg 以下
③シアン化合物	・製あん用の豆6 種類（サルタニ，サルタピア，バター，ペギア，ホワイト及びライマ豆にあっては HCN として）：500ppm 以下 ・生あん，大豆，えんどう，そら豆，らっかせい，その他の豆類：不検出
④酸価(AV)および過酸化物価(POV)	・油脂で処理した即席めん：酸価 3 以下，過酸化物価30以下
⑤亜硝酸根	・食肉製品，鯨肉ベーコン：0.07g/kg 以下 ・魚肉ソーセージ，魚肉ハム：0.05g/kg 以下 ・いくら，すじこ，たらこ：0.005g/kg 以下
⑥水分活性（Aw）	・乾燥食肉製品：0.87未満 ・非加熱食肉製品，特定加熱食肉製品：保存基準で規定がある

資料）　食品, 添加物等の規格基準, 厚生省告示第370号（昭和34年12月28日, 最終改正：令和 4 年12月21日）

表A-3 食品の規格基準（保存基準）の保存温度

①−15℃以下	冷凍果実飲料, 冷凍原料用果汁, 冷凍食肉製品, 冷凍鯨肉製品, 冷凍魚肉ねり製品, 冷凍ゆでだこ, 冷凍ゆでがに, 生食用冷凍かき, 冷凍食品, 冷凍鶏液卵, 凍結生用食肉
②4℃以下	非加熱食肉製品・特定加熱食肉製品（Aw0.95以上）, 生食用食肉
③10℃以下	清涼飲料水, 食肉・鯨肉, 食肉製品*, 鯨肉製品, 魚肉ねり製品（魚肉ソーセージ, 魚肉ハム及び特殊包装かまぼこ）, ゆでだこ, ゆでがに, 生食用鮮魚介類（切り身またはむき身）, 生食用かき

注）　*個別基準がある。
　　鶏の液卵については，「8℃以下で保存しなければならない」，鶏の殻付き卵（生食用）については，「賞味期限を経過していない生食用の正常卵を使用しなければならない」の規定がある。
資料）　食品, 添加物等の規格基準, 厚生省告示第370号（昭和34年12月28日, 最終改正：令和 4 年12月21日）

c 食品衛生関連法規

食品衛生に関係する法規としては，**表A-4**のようなものがあげられる。

1 乳及び乳製品の成分規格等に関する省令（乳等省令）

乳および乳製品は，大きく①乳，②乳製品，③乳主原（乳等を主要原料とする食品）に分類される。これらの乳および乳製品について，**比重，酸度**（乳酸），**無脂乳固形分，乳脂肪分**，細菌数，大腸菌群，**リステリア・モノサイトゲネス**（ナチュラルチーズ），製造の方法の基準（殺菌法），保存方法の基準についての規定がある。

例えば，牛乳については，次のような規定がされている。

①殺菌法　保持式（熱処理法の一種）により63℃・30分間またはこれと同等以上の殺菌効果を有する方法（**表A-5**）。

②殺菌後の保存　殺菌後直ちに10℃以下に冷却保存（常温保存可能品を除く）。消費・賞味期限内に消費する。

③輸送　生菌が増殖しないよう低温で輸送する。

④細菌数　標準平板培養法で1mL当たり5万個以下。

その他，一般公衆衛生法規の中に入るものとして，次のようなものがある。

2 と畜場法

この法律は，と畜場の経営および食用に供するために行う獣畜の処理の適正の確保のために公衆衛生の見地から必要な規制その他の措置を講じ，もって国民の健康の保護を図ることを目的とする。

この法律における獣畜は，牛，馬，豚，めん羊および山羊をいう。

表A-4 食品衛生に関連した主な法令

食品衛生関連	食品安全基本法，食品衛生法，食品，添加物等の規格基準，乳及び乳製品の成分規格等に関する省令（乳等省令），医薬品，医療機器等の品質，有効性及び安全性の確保等に関する法律（薬機法），と畜場法，食鳥処理の事業の規制及び食鳥検査に関する法律
国際規格	コーデックス（CODEX）委員会の食品規格
参考法令	健康増進法，栄養士法，調理師法，学校給食法，地域保健法，感染症の予防及び感染症の患者に対する医療に関する法律（感染症法），有機農産物の日本農林規格（JAS），食品表示法

表A-5 牛乳の殺菌法

殺菌法	温　度	時　間
低温保持殺菌法（LTLT法）	63℃	30分間
〔参考〕		
超高温殺菌法（UHT法）	120～150℃	1～3秒
高温短時間殺菌法（HTST法）	72℃以上	15秒以上
超高温短時間滅菌法 例）ロングライフミルク（LL牛乳：常温長時間保存可能）	135～150℃	1～4秒

資料）乳及び乳製品の成分規格等に関する省令，厚生省令第106号（昭和26年12月27日，最終改正：令和2年12月4日）

比重
ある物質の質量と，それと同体積の標準物質の質量の比。液体および固体では4℃における水を，気体では0℃，1気圧にある空気，酸素または水素を標準物質とする。

酸度
酸性の程度や新鮮さを表す指標（食品の場合）。水酸化ナトリウム等のアルカリで中和される酸性物質の総量を，食品の種類によって乳酸，酢酸，クエン酸等に換算して表す。

無脂乳固形分
飲用乳の全固形分から脂肪分を差し引いた残りの成分。主なものは，たんぱく質，乳糖，ミネラル。日本の飲用乳では，およそ7.5～8.5%である。

乳脂肪分
牛乳に含まれている脂肪分。微細な球形をなしている。主な成分は脂肪酸のトリグリセリド，リン脂質およびステロールで，このほかに微量の脂溶性ビタミンや遊離脂肪酸が含まれている。

リステリア・モノサイトゲネス（p.39参照）
周毛性鞭毛（べんもう）をもつ，通性嫌気性のグラム陽性短桿菌でリステリア症（人獣共通感染症の一つ）を引き起こす。自然界に広く分布しており，多くの食品が汚染されている。特に食肉製品や乳製品の汚染頻度が高い。食中毒症状は発熱，下痢などから，重症では死亡する。低温増殖性があり，低温保存のready-to-eat食品での発生が多い。

③ 食鳥処理の事業の規制及び食鳥検査に関する法律

この法律は，食鳥処理の事業について公衆衛生の見地から必要な規制その他の措置を講ずるとともに，食鳥検査の制度を設けることにより，食鳥肉等に起因する衛生上の危害の発生を防止し，もって国民の健康の保護を図ることを目的としている。

この法律における食鳥は，鶏，あひる，七面鳥その他一般に食用とする家禽（かきん）であって政令で定めるものをいう。

d 食品衛生行政組織

◀ 35-52
34-53
33-53

食品衛生行政の概要と主な業務は**図A-2**の通りである。行政の中心となるのは**厚生労働省**（医薬・生活衛生局）であり，その下に地方厚生局が設置されている。実務を効果的に行う窓口機関として，各地方自治体に設置されている保健所がある。

さらに，平成15（2003）年5月，食品の安全性確保の基本となる**食品安全基本法**（平成15年法律第48号）が公布され（p. 3，A-b 参照），「**食品安全委員会**」が内閣府に設置された。これにより，食品安全に関する評価などをこの委員会が実施し，管理についてはそれぞれの省庁が実施するという体制となった（**図A-3**）。

食品衛生に関する業務を行う者には，食品衛生監視員，食品衛生管理者のほか，食品衛生推進員がいる。

① 食品衛生監視員

食品の安全性確保のために食品監視を職務とする者をいう。

●**食品衛生監視員の任命**　食品衛生法（昭和22年法律第233号）第30条第1項に規定され，厚生労働大臣，内閣総理大臣，都道府県知事等により任命される。

厚生労働大臣により任命された食品衛生監視員は国家公務員であり，全国の**検疫所**に配置され，輸入食品の衛生監視を主な業務とする。その他の食品衛生監視員は地方公務員であり，管轄地域における流通食品の監視を行う。

●**食品衛生監視員の職務**（食品衛生法第28条第1項，30条第2〜4項）

①営業施設などの臨検，検査および試験のための検体の収去（健康増進法による特別用途食品の検査および収去も含まれる。厚生労働大臣，内閣総理大臣，都道府県知事等の指示による）。

②食品衛生に関する監視，指導（都道府県知事等の指示による）。

③食品表示，広告に関する監視，指導（内閣総理大臣の指示による）。

④輸入食品などの監視，指導（厚生労働大臣の指示による）。

●**食品衛生監視員の資格**　食品衛生監視員になれる者は，次の事項に該当する者である（食品衛生法施行令第9条）。

①都道府県知事の登録を受けた食品衛生監視員の養成施設において，所定の課程を修了した者。

②医師，歯科医師，薬剤師または獣医師。

③学校教育法（昭和22年法律第26号）に基づく大学もしくは高等専門学校，旧大学令（大正7年勅令第388号）に基づく大学または旧専門学校令（明治

検疫所
海外から検疫感染症が船舶，航空機を介して国内に侵入することを防ぐため，全国の主要な海港（80カ所）・空港（30カ所）（令和4年1月現在）において人や貨物に対して検疫業務を行っている所。

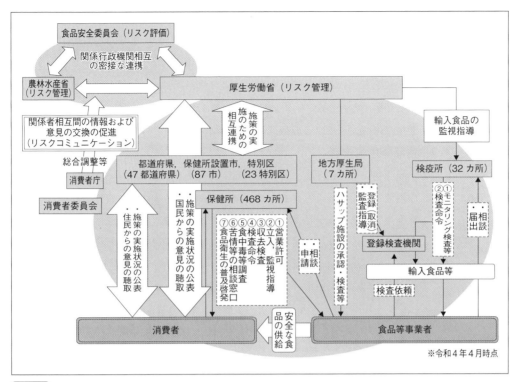

図A-2　食品安全行政の概要

資料）　厚生労働統計協会：国民衛生の動向2022/2023（2022）

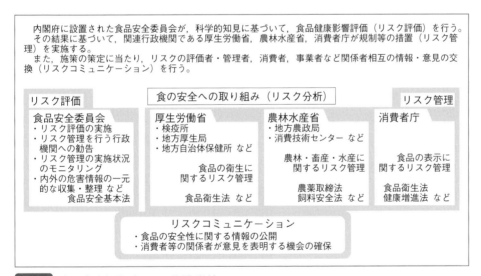

図A-3　食品安全行政（リスク分析手法）

資料）　厚生労働統計協会：国民衛生の動向2022/2023（2022）

36年勅令第61号）に基づく専門学校において医学，歯学，薬学，獣医学，畜産学，水産学または農芸化学の課程を修めて卒業した者。

④栄養士で，2年以上食品衛生行政に関する事務に従事した経験のある者。

　なお，自動的に資格を得るのではなく，公務員として採用され，長より任命されて初めて資格が生まれる（任用資格）。

ポストハーベスト農薬
収穫されたあとの農作物の長期保管，輸送中のカビの発生や腐敗，害虫や植物の病気の防止に使用される農薬のこと。

食品添加物
「食品の製造の過程において，または食品の加工もしくは保存の目的で，食品に添加，混和，浸潤その他の方法によって使用する物をいう。」（食品衛生法第4条第2項）

飼料添加剤
畜産業において獣畜の疾病予防のために使用されるもので，成長ホルモン剤，抗生物質，抗菌剤等がある。これらは動物用医薬品として残留基準が設定されている。

●**輸入食品の衛生監視**　輸入食品は近年増加傾向にあり，食料エネルギーの約62%（食料需給表令和元年度概算）となっている。通常の残留農薬だけでなく**ポストハーベスト農薬，食品添加物，飼料添加剤**などの安全性チェックが，検疫所に配置される食品衛生監視員により行われている。これには日本の食品衛生法が適用されるため，国際的な安全性の規格基準に合致した食品でも，食品衛生法に違反している場合は輸入できない。

2　食品衛生管理者

●**食品衛生管理者の配置**　特に，衛生上の考慮を必要とする食品または添加物の製造・加工を行う営業者は，その製造・加工を衛生的に管理させるために食品衛生管理者を置かなければならない*。食品衛生管理者を置いた営業者は，その氏名等を当該施設所在地の都道府県知事に届け出なければならない（食品衛生法第48条第1，8項）。

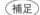
*食品衛生管理者を配置しなければならない製造・加工食品：全粉乳（容量が1,400g以下の缶に収められるもの），加糖粉乳，調製粉乳，食肉製品，魚肉ハム，魚肉ソーセージ，放射線照射食品，食用油脂（脱色または脱臭の過程を経て製造されるもの），マーガリン，ショートニングおよび添加物（食品衛生法第11条第1項の規定により規格が定められたもの）（食品衛生法施行令第13条）。

●**食品衛生管理者の責務**　上記の食品製造等施設において食品，添加物の製造・加工に従事する者が食品衛生法に違反しないよう監督する。さらに営業者に対して必要な意見を述べなければならない（食品衛生法第48条第3，4項）。

●**食品衛生管理者の資格**（食品衛生法第48条第6項）
①医師，歯科医師，薬剤師，または獣医師。
②学校教育法に基づく大学，旧大学令に基づく大学または旧専門学校令に基づく専門学校において医学，歯学，薬学，獣医学，畜産学，水産学または農芸化学の課程を修めて卒業した者。
③都道府県知事の登録を受けた食品衛生管理者の養成施設において所定の課程を修了した者。
④学校教育法に基づく高等学校，中等教育学校，旧中等学校令（昭和18年勅令第36号）に基づく中等学校を卒業した者，またはこれらと同等以上の学力があると認められた者で，衛生管理の実務経験が3年以上あり，都道府県知事の登録を受けた講習会の課程を修了した者。

3　食品衛生推進員

　都道府県等は，飲食店営業者等の食品衛生の向上に関する自主的な活動を推進するため，社会的信望があり，かつ食品衛生の向上に熱意と識見を有する者の中から食品衛生推進員を委嘱し，飲食店営業者等の相談活動を行わせることができる（食品衛生法第61条）。

ⓔ 国際機関；世界保健機関（WHO），国連食糧農業機関（FAO），コーデックス委員会（CAC）

① 世界保健機関（WHO；World Health Organization）

　国際連合を組織するためのサンフランシスコ会議において，保健衛生に関する専門機関の構想が提案されたことを受けて，1948年4月に設置された組織である。2020年9月現在，194カ国が加盟している。本部はスイスのジュネーブにあるが，世界を6地域（アフリカ，アメリカ，南東アジア，ヨーロッパ，東地中海，西太平洋）に分け，それぞれに地域事務局が置かれている。主たる活動としては，保健医療の専門組織の立場から保健医療全般についての政策や技術に関しての指針を示し，加盟国の援助を行っている。日本は西太平洋地域に属しており，神戸にはWHO健康開発総合研究センター（WHO神戸センター）がある（1995年設置）。

② 国連食糧農業機関（FAO；The Food and Agriculture Organization of the United Nations）

　世界の人々の栄養と生活水準の向上，農業の生産性の向上，農村に生活する人々の生活条件の改善を目的として1945年に設立された組織で，国連専門機関の中で最大規模のものである。加盟国はEU（欧州連合）を含めて196（2準加盟国を含む，2019年8月現在）で，日本は1951年に加盟している。本部はイタリアのローマにある。

③ コーデックス委員会（CAC；Codex Alimentarius Commission）

　コーデックス食品規格委員会は，WHOとFAOが合同で設立した。これは，国際貿易上，重要な食品について消費者の健康を保護し，公正な食品貿易を推進するための食品規格の策定を行う機関である。下部組織として設けられた各部会が中心となって，食品群ごとの国際勧告規格，衛生取扱規範，残留農薬基準などの作成や食品全般に共通する課題に関する基準の策定を行っている（p.65，Column参照）。

Column　衛生行政の活動と対象

●衛生行政の活動
　　大きく監視行政とサービス行政に分けられる。日本では，戦前まで監視行政が中心であった。
　①監視（取り締まり）行政：衛生法規や基準が遵守されているかを監視する。
　②サービス行政：保健相談や衛生思想の啓蒙など健康増進を図るための事業を行う。
●衛生行政の対象
　①保健（健康）：健康人を対象とした健康保持・増進および疾病予防〔健康増進，食品衛生，水道水管理など生活に関した生活衛生（環境衛生），医薬品や麻薬対策などの医薬行政〕。
　②医療：病人を対象とした診断と治療の提供（公立病院の経営や未熟児養育医療，身体障害児育成医療など）。
　③福祉：介護保険制度や障害児・者対策など。
　④環境：環境基準，廃棄物処理など。
　⑤学校保健行政：保健教育，保健管理，学校給食など。
　⑥労働行政：労働災害，労働者の健康管理など。

B 食品の変質

　食品の変質とは，保存中に，微生物による生物学的原因，乾燥や紫外線などの物理的原因などにより，可食性を失うことをいう。

a 微生物による変質；腐敗

◀ 34-54
　　33-54

1 腐敗とは

　腐敗とは，広義には，微生物が原因となって食品が変質し，可食性を失った状態をいう。狭義には，たんぱく質性食品が微生物の酵素作用によって分解され，アンモニア，アミン類などを産生して，異臭を伴って変質していく過程をいう（p.17，Column 参照）。

　たんぱく質性食品は，食品自体のもつ酵素により**自己消化**を行い，次いで**腐敗細菌**の酵素によりさらに分解されて，アミノ酸より簡単な化合物になる。たんぱく質の分解には，①脱アミノ作用，②脱炭酸作用，③脱アミノ・脱炭酸併用作用がある（図 B-1）。

●脱アミノ作用（好気的条件下での腐敗の機序）　　好気性菌や通性嫌気性菌がたんぱく質食品の表面で増殖した場合，脱アミノ作用によって，アミノ酸からアミノ基（$-NH_2$）が遊離して，アンモニアを生ずる。脱アミノ作用は，食品が中性ないしアルカリ性のときに生ずる。

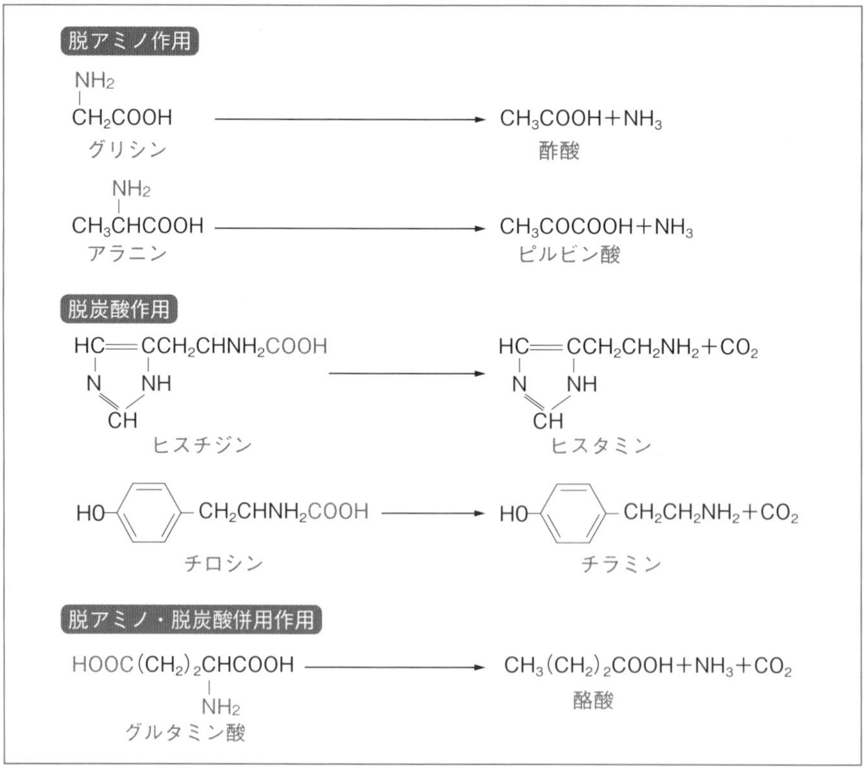

自己消化
生物体が自己の産生する酵素により，その主要構成成分であるたんぱく質や脂質，グリコーゲンなどの糖質の構成単位である低分子化合物へと分解すること。

図B-1　アミノ酸から生成される腐敗生成物

● **脱炭酸作用（嫌気的条件下での腐敗の機序）**　嫌気性菌や一部の通性嫌気性菌は、たんぱく質食品の内部で増殖し、脱炭酸作用によって、アミノ酸のカルボキシル基（−COOH）がとられ、アミン類と二酸化炭素を生ずる。脱炭酸作用は、食品が酸性のときに生ずる。

● **脱アミノ・脱炭酸併用作用**　脱アミノ作用と脱炭酸作用が並行して起こる場合もある。アンモニア、アルコール、脂肪酸、炭化水素などを生ずる。

食品中では以上のような反応が複雑に起こり、種々の物質を生成しながら腐敗が進行する。これらの生成物は、細菌の種類によって異なることから、その反応が微生物の菌種の**同定**等に用いられる。

2 腐敗の促進因子◀

● **温度**　微生物は、発育温度域（発育可能温度の下限から上限）によって、低温微生物、中温微生物、高温微生物に大別される（**図B- 2**）。発育至適温度は、低温微生物20〜25℃、中温微生物25〜40℃、高温微生物55〜70℃である。

　　低温微生物には、通性低温微生物（20℃に最適温度をもつ菌）と偏性低温微生物（最適温度が20℃以下）とがある。食品を汚染する微生物は、主に通性低温微生物と中温微生物である。

● **水分活性（Aw）**　食品中の水には自由水と結合水がある。自由水は食品中で何ものとも結合していない状態の水で、微生物はこの自由水だけを利用する。

同定
ある（微）生物におけるさまざまな形質を既知の種のものと比較することにより、所属する分類学上の属名や種名を決定すること。

◀ 34-54
　33-49

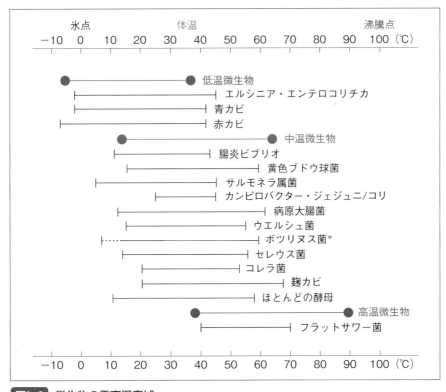

図B-2　微生物の発育温度域

注）＊E 型菌は低温域でも発育可能。

表B-1 酸素の要求度による微生物の分類

	特　徴	代表的な菌等
好気性	増殖に酸素が必要	カビ類
微好気性	酸素濃度が5％程度の低い状態（大気中の酸素濃度より低い）で増殖する	カンピロバクター
通性嫌気性	酸素の有無にかかわらず増殖できるが，酸素があるとよく繁殖する	多くの食中毒菌（p. 27参照），腸内細菌
偏性嫌気性	酸素があると増殖できない	ウエルシュ菌，ボツリヌス菌，酢酸菌
（嫌気性）	酸素のない状態で増殖する	

　水分活性は，微生物が利用できる食品中の遊離水分（**自由水**）を示すもので，ある食品が一定温度で示す蒸気圧（P）を同一温度における純水の蒸気圧（P_0）で割ったものである。

$$水分活性（Aw）＝食品の蒸気圧（P）／純水の蒸気圧（P_0）$$

　食品中の自由水が増えるとAwは1.0に近づき，微生物が増殖しやすくなる。微生物が増殖するために必要な最低Aw値は，細菌0.9，酵母0.85，カビ0.75である。Aw0.65以下ではほとんどの微生物が増殖しない。このことから，腐敗を抑えるには乾燥させる，食塩や砂糖を加えて結合水を増やし，Aw値を下げるといった方法が考えられる（下記 Column 参照）。

●**酸化還元電位（E_h）**　微生物には，好気性のものと嫌気性のものがあり，さらに嫌気性には，通性嫌気性と偏性嫌気性がある（**表B-1**）。

　酸化還元電位の高いところ（E_h＋200～400mV）では，好気性菌と通性嫌気性菌が増殖する。低いところでは，偏性嫌気性菌と通性嫌気性菌が増殖する。

●**pH**　水素イオン指数である。pH7.0のときが中性である。通常の微生物は，最適pH（pH5.0～9.0）から大幅にずれると増殖できない。食品の平均pHは6.0～7.6で適合している。細菌の最適pHは6.8～8.0，酵母・カビはpH5.0～6.0である。

酸化還元電位
水中における酸化還元状態を表す数値。標準水素電極の電極電位を0ボルトと定義した場合，溶存酸素などが多いと酸化状態でプラス，硫化物などが多いと還元状態でマイナスとなる。つまり，「高い」は好気的，「低い」は嫌気的である。

Column｜食塩や砂糖が食品保存に果たす役割

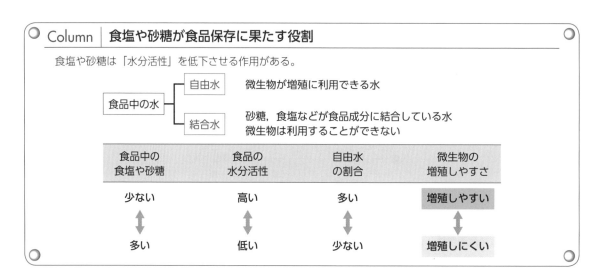

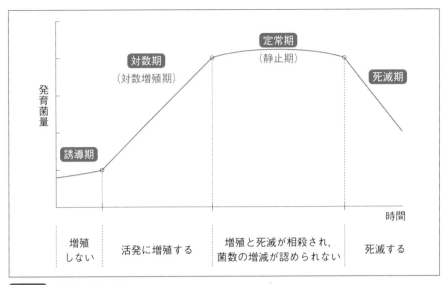

図B-3 細菌の増殖曲線

通常，pH4.0以下（塩酸などの無機酸，クエン酸などの有機酸），または pH9.6以上（NaOHなどの無機塩基）では細菌は増殖しないが，これらの条件で生育可能な好酸菌，好アルカリ菌も存在する。

●**栄養分**　微生物は栄養要求性により，独立栄養菌（無機栄養菌）と従属栄養菌（有機栄養菌）に分けられる。前者は，炭素源として炭酸ガス（二酸化炭素），さらに無機塩類を利用して生育する。後者は有機物と無機物の両方を必要とし，食品中の窒素化合物や炭素化合物，無機塩類，ビタミンを栄養源として生育する。腐敗菌や食中毒菌は従属栄養菌に属する。

③ **細菌の増殖曲線（growth curve）**

細菌は温度，水分活性，酸素，pH，栄養といった増殖条件が整うと，分裂によって増殖する。図B-3に示したような増殖曲線を描く。増殖曲線は大きく分けると次のように区分される。

●**誘導期**　分裂の準備段階であり，ほとんど細菌は増殖しない。置かれた環境に適応し，増殖するために，菌体内で分裂に必要な酵素の活性化，化学変化が起こっている段階である。

●**対数期（対数増殖期）**　分裂が始まり，細菌数が指数関数的に急速に増加する段階である。栄養分を利用し，**代謝産物**を生成している時期である。

●**定常期（静止期）**　活発な分裂は収まり，緩やかな分裂の時期である。栄養分の不足による分裂速度の低下，代謝産物の蓄積，増殖阻害物質による菌の死滅などが起き，増殖した菌と死滅した菌がほぼ同量となり，菌量が一定となる。

●**死滅期**　分裂によって増加する菌よりも，死滅する菌のほうが多くなる。これは，代謝産物が蓄積し，pHの変化や有害代謝産物により菌が死滅することによる。

代謝産物
生物の体内において酵素などの働きによる物質変換により産生される化合物。糖質，たんぱく質，脂質，核酸などの一次代謝産物と，生理活性物質などの二次代謝産物がある。

15

◀ 34-54
33-49
33-54
32-56

ⓑ 化学的変質；油脂の酸敗

酸敗とは，空気（酸素），加熱，日光，酵素（リポキシゲナーゼ，リパーゼ）の影響で，脂質（油脂）が過酸化物を生成し，風味が悪くなり，臭気を発するようになる変化である（図B-4）。最も一般的なのは，空気中の分子状酵素によって脂質中の不飽和脂肪酸が**自動酸化**を起こすものである。

① 酸敗の促進因子（p. 22参照）

油脂の自動酸化は酸素，熱，金属，水分，光などにより変敗速度が早まる。

● **酸素**　油脂を劣化させる原因の大きな要素の一つである。酸素は食品成分中の油脂と結合して酸化反応を起こす。

● **熱**　油脂成分の酸化の進行は，温度が高いほど早い。長時間加熱した油では，アクロレイン（アクリルアルデヒド）といった有毒物質を生じる。

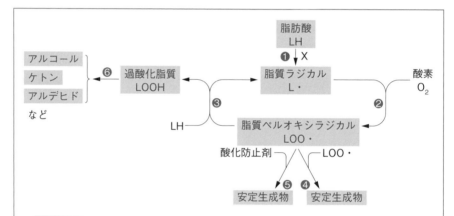

自動酸化

　油脂はリパーゼの作用によってまず，脂肪酸（LH）が遊離して，酸価が上昇する。脂肪酸，特に不飽和脂肪酸は酸敗促進因子（X）により反応性に富んだ脂質ラジカル（L・，不対電子をもった脂質分子種）になる（反応❶）。脂質ラジカルは酸素と結合して脂質ペルオキシラジカル（LOO・）となり（反応❷），次いで他の脂肪酸を攻撃して水素を引き抜き，別の新しい脂質ラジカルを生成するとともに，自身は過酸化脂質（LOOH）になり（反応❸），過酸化物価が上昇する。以上の反応のように，脂質ラジカルに反応❷で酸素が結合した後，連鎖的に反応❸が起こって過酸化脂質ができる段階を自動酸化という。

連鎖停止反応

　自動酸化の中間体である脂質ペルオキシラジカルが濃度の低い別の脂質ペルオキシラジカルと衝突したり，酸化防止物質である *dl*-α-トコフェロール（ビタミンE）などが添加されたりすると，安定した非ラジカル生成物をつくるので，一連の連鎖反応は停止する（反応❹, ❺）。

二次生成物の生成

　自動酸化で生じた過酸化脂質は不安定で，開裂や重合反応によって短鎖のアルコール，ケトン，アルデヒド体，二量体など多種多様な二次生成物に変わる（反応❻）。そのため，過酸化脂質が減少して過酸化物価は低下し，油脂は不快臭を放ち，着色し粘度を増して，有害作用をもつに至る。

図B-4　油脂の酸敗

● **金属**　　油脂を含む食品が銅，鉄，マンガン，ニッケルなどの金属と接触すると，これらの金属は酸化の触媒として作用し，油脂の劣化が進行する。

● **水分**　　乾燥食品等では，その水分含量が油脂の酸化に影響を与える。

● **光**　　日光や照明等の光線は油の劣化を進行させる。波長が短いほど酸化は強く進行するため，紫外線のほうが赤外線よりも強い。

2 酸化の防止

油脂の酸化を防止するものとして，β-カロテン，トコフェロール，アスコルビン酸，各種レダクトン類（アミノカルボニル反応で生じるメラノイジンを含む）がある。また，　香辛料には，抗酸化力のあるものが多い（丁子に含まれるオイゲノールなど）。

C 変質の防止法 ◀ 35-63

食品の変質を防止するためには，汚染の防止と，微生物の増殖を抑制することが重要である。防止方法には，物理的方法と化学的方法がある。

　①物理的変質防止方法：冷蔵・冷凍，脱水，加熱，紫外線照射，放射線照射，燻製，真空包装，マイクロ波加熱。

　②化学的変質防止方法：浸透圧（塩蔵，糖蔵），酢漬け，食品添加物，不活性ガス。

1 冷蔵・冷凍・チルド法

食品の低温保存により，微生物の増殖を緩慢に，または抑制する手段である。食品自体の化学変化や酵素反応による変性の抑制も可能である。

冷蔵は0～10℃，冷凍は0℃以下，パーシャルフリージングは−3℃付近での貯蔵をいう。また，冷凍食品の保存基準は−15℃以下となっている〔凍結卵のみ−18℃以下，**図 B- 5**，**参考資料 4** の別添 1 参照（p. 92）〕。なお，食品の凍結では食品中の細胞破壊を防ぐために，最大氷結晶生成温度帯（−5～−1℃）をできるだけ早く通過させる必要がある。

2 乾燥・脱水法

微生物は，Aw0.65以下ではほとんど生育しない。食品中の自由水をなくしたり，少なくすることで，微生物の増殖を抑制できる。食品の乾燥方法には，自然乾燥，熱風乾燥，噴霧乾燥，凍結乾燥などがある。

Column | 発酵と腐敗・変敗

● 発酵：広義には有機物が，狭義には炭水化物（糖質）が微生物により分解され，各種の有機酸やアルコールなどを生じる過程。

● 腐敗：たんぱく質が分解され，有害になる過程。

● 変敗：たんぱく質以外の食品成分が微生物等によって変質する過程。油脂食品が空気中の酸素，金属，日光などにより酸化されて可食性を失うことを，酸敗という。

　すなわち，人に有益な場合を発酵，不利益な場合を腐敗・変敗と呼んでいる。

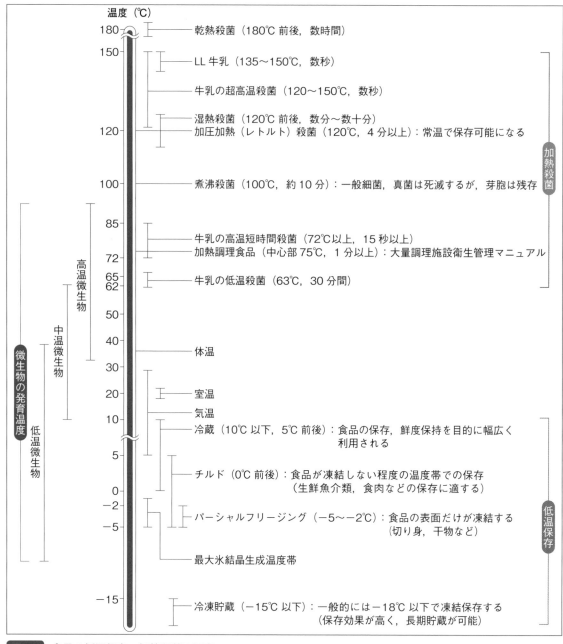

図B-5 食品の低温保存，加熱殺菌の温度

Column │ 加熱殺菌 ―D 値，Z 値，F 値―

- D 値：ある一定の温度において，微生物数を 1/10にする加熱時間。
- Z 値：D 値を 1/10にするのに必要な温度。
- F 値：基準温度で一定数の微生物を死滅させるのに必要な加熱時間。（例：レトルト殺菌の場合，ボツリヌス菌を死滅させる加熱条件は，中心温度120℃・4分間であるので，F 値は4分）

　なお，上記により加熱条件を設定する場合には，微生物の耐熱性は，微生物や食品の種類，加熱方法に影響を受けることを考慮する必要がある。

表B-2　放射線量と効果の分類

種　類	照射効果	照射線量（kGy）
低線量照射	1 kGy 以下の照射で発芽抑制，害虫の駆除	
	・発芽抑制（じゃがいも*，たまねぎ，にんにく）	0.05〜0.15
	・害虫駆除（米，小麦等）	0.2〜1.0
中線量照射	1〜10kGy 程度の照射で腐敗菌等の殺菌	
	・表面殺菌（青果，魚介類，枝肉，香辛料）	1.0〜10
	・飼料殺菌（サルモネラ属菌など）	1.0〜10
	・医療器具殺菌	2.0〜3.0
高線量照射	10〜50kGy で完全殺菌	
	・肉類の完全殺菌	25〜50
	・無菌動物飼料殺菌	25〜50

注）　*日本で許可されている。

③　加熱法

　微生物は加熱により，その酵素たんぱく質が変性し，酵素が失活して死滅する。食品の加熱殺菌には**図B-5**のような方法がある。

　例えば，牛乳については，食品衛生法において保持式により63℃・30分間の条件で加熱するか，同等以上の殺菌効果のある方法で加熱殺菌することが定められている（p. 7参照）。

④　紫外線，放射線による方法

●**紫外線**　　波長260nmの紫外線は微生物に対して強い殺菌力をもつ。紫外線により，微生物のDNA中に生成される**チミンダイマー**が細胞損傷を引き起こし，微生物は死滅する。ただし，殺菌力の効果は食品の表面だけであり，芽胞形成菌やカビへの殺菌効果は不確実といわれている。また，脂質やたんぱく質の多い食品に照射すると異臭や変色を起こすことから，近距離での照射により積極的に食品の殺菌に用いるよりも，保存中に環境から付着する微生物を減少させ，保存性を高める効果の方が重要とされる。

●**放射線**　　殺菌，殺虫，じゃがいもの発芽防止などに利用される。放射線の種類は高速電子線，γ線，X線である。照射対象物の温度上昇が少ない状態での冷殺菌が可能である。海外では研究が盛んに行われているが，日本ではじゃがいもの発芽防止の目的に限って使用が許可されている。

　国際的には世界約50カ国で香辛料や乾燥野菜をはじめ，100種類以上の食品に対して放射線照射が許可され，小麦や小麦粉，畜肉や果実の保存期間の延長に使用される例もある。殺菌に用いる線量と効果の分類を**表B-2**に示す。

⑤　浸透圧

　高濃度の食塩または砂糖を用いた食品では，微生物は増殖できなくなる。これは，添加した食塩，砂糖によって微生物が利用できる自由水が減ることと，浸透圧が高まることによる（**図B-6**）。

●**食塩**　　濃度2〜3％で一般的に微生物の増殖が抑制される。腐敗細菌は食

チミンダイマー
DNAに紫外線照射を行うと，隣接するピリミジン環の二重結合が開裂して共有結合を形成することがある。その代表的な生成物がチミンダイマー（チミン二重体）であり，これが生成されるとDNAの複製がそこで停止する。

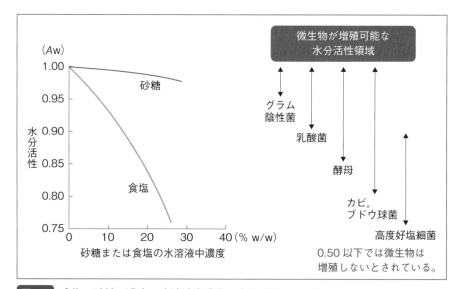

図B-6 食塩・砂糖の濃度と水溶液中濃度と水分活性との関係と微生物増殖阻止の関係

資料）清水　潮：食品微生物の科学（2001）幸書房

塩濃度10％前後で生育が阻止される。10％程度の食塩濃度でも生育する黄色ブドウ球菌や7.5％の食塩存在下でも発育可能なバシラス属のセレウス菌のような耐塩菌も存在する。また，カビは食塩20〜30％濃度でも生育し，食塩耐性が強い。

●**砂糖**　飽和濃度（67％）に近い50％以上だと，微生物は発育しにくくなる。

6 燻煙

食品をナラ，サクラ，クヌギなどの木でいぶす方法である。煙の中に含まれるホルムアルデヒド，フェノール，クレオソート，アセトンなどが食品の表面と浅い層に付着浸透して，特有の風味と抗菌作用が得られる。

7 食品添加物

食品の保存目的の食品添加物としては，保存料，殺菌料，酸化防止剤，防カビ剤などが指定されている（p. 56，F-d 参照）。

◀1 35-63 #### 8 その他[1]

●**真空包装**　ガス透過度の低い包装材を用いて，食品包装内を減圧下で密封し，開口部を熱シールで接着する。好気性微生物の増殖を防止することを目的とする（嫌気性微生物には効果がない）。

●**不活性ガス**　窒素（脂質の酸化を防ぐ）または炭酸ガス（微生物の増殖を抑える）を用いて食品容器内の空気と置換する。

●**マイクロ波加熱**　2,450MHz（電子レンジ）の高周波電磁界に入れられた物体を，分子摩擦で内部から加熱する。

◀2 33-54 ### d 鮮度・腐敗・酸敗の判定法[2] ⋯⋯⋯⋯⋯⋯⋯⋯⋯⋯⋯⋯⋯⋯⋯⋯⋯⋯⋯⋯⋯⋯⋯⋯⋯⋯⋯

鮮度の判定に関しては，畜産物や農産物に比べ，自己消化を伴う魚介類において

鮮度低下速度が著しいことから重要であり，K 値は鮮度低下の指標として用いられる。腐敗の判定には，ヒトの五感による官能的な方法，腐敗生成物を化学的に検出する方法（トリメチルアミン量，揮発性塩基窒素量，水素イオン指数など），さらに，食品に付着した生菌数を計測する微生物学的な方法などがある。空気中の酸素による油脂の自動酸化により起こる酸敗の判定には，酸価や過酸化物価を計測することにより行われる。

1 鮮度の判定

●*K* 値　　魚の鮮度を示す生化学的な指標である。魚の筋肉中の ATP（アデノシン 5′-三リン酸）は死後，急速に→ADP（アデノシン 5′-二リン酸）→AMP（アデノシン 5′-一リン酸）→IMP（イノシン酸）と変化する。新鮮な魚は ATP から IMP までの分解でとどまるが，鮮度が落ちると IMP はさらに HxR（イノシン），Hx（ヒポキサンチン）に分解される。

　　K 値は以下の式で示される。

$$K 値（\%）= \frac{HxR+Hx}{ATP+ADP+AMP+IMP+HxR+Hx} \times 100$$

　　死直後の K 値は10％以内，鮮度良好な刺身やすし種は20％以内，かまぼこなどの加工原料は40〜60％以内である（初期腐敗で60〜80％という説もある。現状では K 値は公定法上の指標ではないため，あくまでも幅を持たせて"目安"を示す）。食肉の鮮度判定などにも利用される。

2 腐敗の判定

●**官能試験**　　ヒトが有する感覚により腐敗を判別する方法で，視覚，嗅覚，味覚，触覚，聴覚を使う最も基本的な検査法であるが，統計処理を行うことにより信頼性が高く，高感度の検査を行うことが可能とされている。

●**トリメチルアミン（TMA）量**　　魚介類の初期腐敗の判定方法の一つである。魚介類中のトリメチルアミンオキサイドが，微生物のもつ還元酵素の働きによって TMA に変わるため，その量を測定し，鮮度を判定するものである。新鮮な魚介類には TMA はほとんど存在しない。TMA 量が 4 〜 5 mg/100g になると，鮮度低下とされる。

●**揮発性塩基窒素（VBN）量**　　食肉，魚肉のたんぱく質は，自己消化や微生物の産生する酵素によりペプチド，アミノ酸に分解され，さらに分解が進む（腐敗する）と，アンモニア，アミン類などが生成される。VBN（volatile basic nitrogen）量は，アンモニア態窒素と**揮発性**アミンを合わせた数値で，食肉，魚肉の鮮度を示す指標である。目安としては，新鮮な魚肉で5 〜10mg/100g，初期腐敗で30〜40mg/100g，腐敗肉で50mg/100g 以上である。なお，サメやエイなどは尿素含量が多く，初めからアンモニアを含んでいるため適用できない。

●**水素イオン指数（pH）**　　炭水化物の多い食品では，微生物の増殖により，代謝産物として有機酸が産生されるため，pH が低下する。たんぱく質性食品で

揮発性
液体状態である物質が，常温常圧の条件下において容易に気体となって大気中に拡散する性質。

はpHはいったん低下するが，その後アンモニアなどの生成により再びpHは上昇する。

●**生菌数の測定**　たんぱく質性食品中の生菌数（食品中に生存している細菌数）が，初期腐敗の段階に入ったと判断できる指標は，食品1g中に10^7〜10^8個，冷凍食品では10^6〜10^7個である。この指標は，たんぱく質性食品以外では適用できない場合が多い。

◀ 32-52　3 **酸敗の判定**◀

●**酸価（AV）の測定**　AVは，変質した油脂のリパーゼによる加水分解とカルボニル化合物の酸化により生成する遊離脂肪酸量を定量するものである。

試料1g中に含まれる遊離脂肪酸を中和するのに必要とする水酸化カリウムのmg数で表す。一般の植物油脂は0.1〜0.7，動物油脂では0.5〜2.5の範囲である。AVは油脂が加水分解され，脂肪酸が遊離することで上昇する。

●**過酸化物価（POV）の測定**　POVとは，脂肪酸の自動酸化に伴って生成する過酸化物にヨウ化カリウムを反応させ，その際に遊離するヨウ素をチオ硫酸ナトリウムで滴定して過酸化物の量を定量化した数値である。油脂の初期段階の酸敗度を示す。POVは，主として不飽和脂肪酸の酸化に伴って上昇する。時間の経過により上昇しピークに達するが，その後アルデヒドやケトンに分解するため減少していく。不飽和度が高いほど酸化が早く進む。油脂食品の安全性の目安となるPOVは100程度である。

即席めん類などの含有油脂には，AVとPOVに関して食品衛生法による規格基準がある（p.6，**表A-2**）。

酸敗の判定にはこの他に過酸化脂質から生じるマロンジアルデヒド（MDA）との反応を利用したチオバルビツール酸（TBA）値や，酸敗後期において過酸化脂質から二次生産物として生成したケトン類やアルデヒド類を測定する**カルボニル価（COV）**なども利用される。

滴定
中和反応や酸化還元反応などの化学反応により滴定物質の量を測定し，化学量論的計算により被滴定物質の量を決定する定量分析法。

即席めん類
規格基準として，
成分規格…含有油脂は，AVが3以下，またはPOVが30以下。
保存基準…直射日光を避けて保存。
めんを油脂で処理したものに限る。

C 食中毒

a 食中毒の定義

食中毒とは，飲食物そのものおよび器具・容器包装を介して体内に侵入した食中毒菌や，有毒・有害な化学物質などによって起こる健康障害である。

食中毒は，その原因物質から，細菌性食中毒，ウイルス性食中毒，化学性食中毒，および自然毒食中毒に大別される（**表C-1**）。

その他，クリプトスポリジウム，サイクロスポラ，アニサキスなどの寄生虫によるものもある（p.40，D-c 参照）。

表C-1 食中毒の分類と特徴

細菌性食中毒	【感染侵入型食中毒】 ・発病：食品中に存在する細菌を経口的に摂取して感染する。またはヒトの消化管内で著しく増殖して多量となり，その多量の菌が消化管に作用して起こる。 ・潜伏期間：毒素型あるいは化学性食中毒に比較して長い。 ・症状：胃腸炎症状とともに発熱を伴う場合が多い。 ・対策：菌を死滅させるために食品を加熱する。	サルモネラ属菌，腸管病原性大腸菌，腸管組織侵入性大腸菌，カンピロバクター・ジェジュニ/コリ，ナグビブリオ，ビブリオ・フルビアリス，赤痢菌，チフス菌，パラチフスA菌，A群溶血性レンサ球菌，リステリアなど。
	【感染毒素型食中毒（生体内毒素型食中毒）】 ・発病：細菌が腸管内で増殖，または芽胞*形成時に毒素を産生し，その毒素によって下痢症状などを起こす。 ・対策：汚染された食品の殺菌，滅菌によって回避できる。	ウエルシュ菌，腸管毒素原性大腸菌，腸管出血性大腸菌，腸炎ビブリオ，セレウス菌（下痢型），コレラ菌，ボツリヌス菌（乳児ボツリヌス症）など。
	【毒素型食中毒（食品内毒素型食中毒）】 ・発病：細菌が食品中で増殖する際に産生された毒素または有毒な代謝産物を含む食品を摂取して起こる。毒素によるため，食品を加熱し菌を死滅させたとしても，毒素が分解されずに存在していれば食中毒を起こす。 ・潜伏期間：感染型に比較して，一般に短い。 ・症状：発熱はみられない。嘔吐，悪心，その他の神経障害などを起こすこともある。	黄色ブドウ球菌，ボツリヌス菌，セレウス菌（嘔吐型）。
ウイルス性食中毒	ウイルスによるもの。	ノロウイルス，A型・E型肝炎ウイルス，ポリオウイルス，ロタウイルスなど。
化学性食中毒	・食品中に存在する有毒・有害な化学物質，あるいは誤って化学物質に汚染された食品の摂食によって起こる。 ・アレルギー様食中毒（微生物が産生するアミン類）	メチルアルコール，有機塩素・有機リンなどの化合物，重金属類，アミン類など。
自然毒食中毒	動植物が自ら産生した有毒物質，あるいは食物連鎖によって体内に蓄積した有毒物質を食品とともに摂食することによって起こる。	毒きのこ，ふぐ，毒魚，貝毒など。

注）　*芽胞：菌が増殖に適さない条件下（高温，乾燥，薬剤など）で生き延びるためにつくり出す耐性細胞。発育に適した条件になると，元の状態になり，発芽して増殖する。

近年の研究進展により，感染侵入型と感染毒素型の区別が曖昧になってきた部分がある。例えば，菌によっては侵入性と毒素産生性の両方を示すものもある。また感染侵入する菌が通常産生する，エフェクターと呼ばれるタンパク質群は，宿主細胞内に入り込み，その細胞機能を制御するタンパク質性因子という点で毒素と類似する。したがって上記表での菌の区分は，よく知られた主特徴のみから区分したものを含む。

b 食中毒の発生状況 ◀ 34-53

　食中毒患者，またはその疑いのある者を診断した医師は，直ちに保健所長に届け出ることが義務付けられているため，食中毒の実態の一端は把握されているといえる。しかし，患者が受診しないことも考えられ，実数は厚生労働省統計の発生件数，患者数の10倍以上と予想されている。

　昭和30年代には年間約2,000～3,000件の食中毒が発生していたが，その後減少し，500～1,000件の範囲での推移が続いた。平成8（1996）年からは増加に転じ，平成10（1998）年には3,000件を超えた。その後漸減し，近年は年によってバラつきがあるが，1,000件程度となっている。

　死者数については，昭和36（1961）年までは毎年200人を超えていたが，平成に入ってからは平成8（1996）年（15人），14（2002）年（18人）および28（2016）年（14人）を除くと11人以下である。

表C-2 食中毒の発生状況

▼上位を占める病因物質：判明したものの構成割合（総事件数・総患者数を100％とした時）

	発生件数（%）	患者数（%）	死者数（人）
令和元（2019）年	①アニサキス（31.4） ②カンピロバクター・ジェジュニ/コリ（27.4） ③ノロウイルス（20.3）	①ノロウイルス（54.1） ②カンピロバクター・ジェジュニ/コリ（15.2） ③ウエルシュ菌（9.2）	①植物性自然毒（2） ②ノロウイルス（1） ②動物性自然毒（1）
令和2（2020）年	①アニサキス（44.3） ②カンピロバクター・ジェジュニ/コリ（20.9） ③ノロウイルス（11.4）	①腸管出血性大腸菌（44.3） ②ノロウイルス（25.7） ③ウエルシュ菌（9.0）	①植物性自然毒（2） ②動物性自然毒（1）
令和3（2021）年	①アニサキス（48.8） ②カンピロバクター・ジェジュニ/コリ（21.8） ③ノロウイルス（10.2）	①ノロウイルス（43.3） ②腸管出血性大腸菌（21.0） ③ウエルシュ菌（17.5）	①植物性自然毒（1） ①サルモネラ属菌（1）

▼上位を占める原因食品

	発生件数（%）	患者数（%）	死者数（人）
令和元（2019）年	①その他（50.6） ②魚介類（30.0） ③肉類及びその加工品（6.4）	①その他（69.9） ②複合調理食品（9.3） ③魚介類（6.6）	①野菜及びその加工品（2） ②魚介類（1） ②その他（1）
令和2（2020）年	①魚介類（41.8） ②その他（39.7） ③複合調理食品（6.3）	①その他（56.6） ②複合調理食品（30.8） ③魚介類（5.0）	①魚介類（1） ①野菜及びその加工品（1） ①その他（1）
令和3（2021）年	①魚介類（41.7） ②その他（37.8） ③複合調理食品（7.7）	①その他（64.1） ②乳類及びその加工品（17.9） ③複合調理食品（9.8）	①野菜及びその加工品（2）

▼上位を占める原因施設

	発生件数（%）	患者数（%）	死者数（人）
令和元（2019）年	①飲食店（65.2） ②家庭（17.0） ③販売店（5.6）	①飲食店（57.7） ②旅館（13.6） ③事業場（6.9） ③製造所（6.9） ③仕出屋（6.9）	①家庭（3） ②仕出屋（1）
令和2（2020）年	①飲食店（54.6） ②家庭（24.2） ③販売店（7.1）	①飲食店（49.1） ②仕出屋（30.4） ③事業場（6.9）	①家庭（3）
令和3（2021）年	①飲食店（54.8） ②家庭（20.5） ③販売店（7.8）	①仕出屋（29.0） ②飲食店（25.5） ③製造所（20.5）	①家庭（1） ①事業場（1）

注）　平成15年の食品衛生法施行規則の改正により，食中毒事件票の病因物質欄の「小型球形ウイルス」は「ノロウイルス」に変更された。　平成25年の調査より，「寄生虫」の項目が追加された。　発生件数，患者数は，病因物質・原因食品・原因施設が判明したものの構成割合である。

資料）　厚生労働省：食中毒統計

過去3年間の発生状況について，**表C-2**に示す。また，令和3（2021）年の発生状況を次のように示す。

●**病因物質別発生状況**

・発生件数　　アニサキス，カンピロバクター・ジェジュニ/コリ，ノロウイルスが上位を占めている。

・患者数　　ノロウイルス，腸管出血性大腸菌，ウエルシュ菌，カンピロバクター・ジェジュニ/コリ，が上位を占めている。

・死者数　　植物性自然毒　1人，サルモネラ属菌　1人。

●**原因食品別発生状況**

・発生件数　　魚介類，その他，複合調理食品，肉類及びその加工品が上位を占めている。

・患者数　　その他，乳類及びその加工品，複合調理食品が多い。

・死者数　　野菜及びその加工品　2人。

●**施設別発生状況**

・発生件数　　飲食店，家庭，販売店での発生が多い。

・患者数　　仕出屋，飲食店，製造所，事業場で多い。

・死者数　　家庭　1人，事業場　1人。

●**月別発生状況**

・発生件数は，3，10，11，12月，患者数は4，6月に多い傾向がある。

・自然毒では，春から夏にかけて有毒植物を食用植物と誤って喫食したことによる食中毒（例：イヌサフランをギョウジャニンニク，スイセンをニラと誤る。令和3年にはグロリオサによる死亡例もある），秋には毒きのこ（例：ツキヨタケをヒラタケやしいたけと誤る），冬にはふぐによる食中毒での死亡例もある。

食中毒発生動向および令和3（2021）年の発生状況の詳細については，**参考資料7**（p. 107）を参照。

Column｜**マスターテーブル法**

　マスターテーブルとは，食中毒が発生した場合にその原因となった食品が何であるかを速やかに推定するために，個々の食品について，食べた人，食べなかった人，発病者，非発病者の数および率を示す表のことである。

　表に基づいて，食べた人と食べなかった人との間で発病率に差のあるものに注目し，両者の発病率を統計学的に検定し，有意差*があるかどうかを調べ，原因食品の推定を行う。有意差検定には χ^2（カイ2乗）検定が使用される。

　統計学的方法の結果のみで，直ちに食中毒原因を確定することはできない。さらに化学分析，細菌学的検査によって，原因物質を確定しなければならない。

（補足）*有意差：観察された差が，偶然によるものではないと判断された差。実質科学的な差を意味するものでなく，また，必要条件であるが十分条件にはならない。統計的仮説検定で使用される。

Column｜食中毒にかかわる法令

食中毒は，食品衛生法第10章雑則の第58〜61条に記載されている。

特に第58条の食中毒の届出に関しては，食品衛生法施行令第36・37・41条，食品衛生法施行規則第72〜76条に詳細に記載されている。法第58条では，中毒した患者もしくはその疑いのある者を診断した医師は，直ちに（規則第72条：24時間以内に）最寄りの保健所長に，保健所長は都道府県知事等に，都道府県知事等は厚生労働大臣に報告しなければならないとされている。

平成15（2003）年には，食中毒患者が50人以上の場合は，都道府県知事等は直ちに厚生労働大臣に報告することが追加された。

都道府県知事等から厚生労働大臣への報告書は，食中毒事件票（規則第75条：様式第14号）等が用いられる。食中毒事件票は，平成11（1999）年12月に全面改正され，以後数回にわたって一部改正がなされている。

表 食中毒事件票の病因物質およびその分類

細菌	1	サルモネラ属菌	9	エルシニア・エンテロコリチカ
	2	ブドウ球菌	10	カンピロバクター・ジェジュニ/コリ
	3	ボツリヌス菌	11	ナグビブリオ
	4	腸炎ビブリオ	12	コレラ菌
	5	腸管出血性大腸菌	13	赤痢菌
	6	その他の病原大腸菌	14	チフス菌
	7	ウエルシュ菌	15	パラチフスA菌
	8	セレウス菌		
	16	その他の細菌	エロモナス・ハイドロフィラ，エロモナス・ソブリア，プレシオモナス・シゲロイデス，ビブリオ・フルビアリス，リステリア・モノサイトゲネスなど	
ウイルス	17	ノロウイルス		
	18	その他のウイルス	サポウイルス，ロタウイルス，A型肝炎ウイルス，E型肝炎ウイルスなど	
寄生虫	19	クドア	クドア・セプテンプンクタータ	
	20	サルコシスティス	サルコシスティス・フェアリー	
	21	アニサキス	アニサキス属及びシュードテラノーバ属の線虫	
	22	その他の寄生虫	クリプトスポリジウム，サイクロスポラ，肺吸虫，旋尾虫，条虫など	
化学物質	23	化学物質	メタノール，ヒスタミン，ヒ素，鉛，カドミウム，銅，アンチモン等の無機物，ヒ酸塩，ヒ酸石灰等の無機化合物，有機水銀，ホルマリン，パラチオンなど	
自然毒	24	植物性自然毒	ばれいしょ芽毒成分（ソラニン），生銀杏および生梅の有毒成分（シアン），彼岸花毒成分（リコリン），毒うつぎ成分（コリアミルチン，ツチン），朝鮮朝顔毒成分（アトロピン，ヒヨスチアミン，スコポラミン），とりかぶと及びやまとりかぶとの毒成分（アコニチン），毒きのこの毒成分（ムスカリン，アマニチン，ファリン，ランプテロールなど），やまごぼうの根毒成分（フィトラッカトキシン），ヒルガオ科植物種子（ファルビチン），その他植物に自然に含まれる毒成分	
	25	動物性自然毒	ふぐ毒（テトロドトキシン），シガテラ毒，麻痺性貝毒（PSP），下痢性貝毒（DSP），テトラミン，神経性貝毒（NSP），ドウモイ酸，その他動物に自然に含まれる毒成分	
その他	26	その他	2種類以上の病因物質が原因となるときなど	
不明	27	不明		

資料）食中毒統計作成要領の一部改正について，薬生食監発0329第2号（平成31年3月29日）を一部改変

C 細菌性食中毒

◀ 36-52
35-53
34-55

細菌性食中毒は，細菌の感染または細菌の産生する毒素が原因となる食中毒である。細菌性食中毒の代表的な起因菌の特徴を**表C-3**にまとめた。

細菌性食中毒は，食中毒全体の中で発生件数，患者数とも著しく多いが，死者数は概して少ない（ただし，ボツリヌス菌は**致命率**が5～10%と高い）。

> **致命率**
> 致死率ともいう。ある疾病に罹患した者のうち死亡した者の割合。
> 死者数/患者数×100
> または×1,000で表す。

表C-3 細菌性食中毒の代表的な起因菌の特徴

菌 名	性 質	菌 名	性 質
サルモネラ属菌	グラム陰性[*1] 桿菌[*1] 通性嫌気性[*2] 芽胞形成：しない 熱抵抗性：弱い 　（60℃・30分加熱で死滅）	ブドウ球菌	グラム陽性[*1] 球菌[*1] 通性嫌気性[*2] 芽胞形成：しない 熱抵抗性：菌は弱いが，産生 　毒素エンテロトキシンは熱 　に強い
腸炎ビブリオ	グラム陰性[*1] 桿菌[*1] 好塩性の海洋細菌 芽胞形成：しない 熱抵抗性：弱い 　（60℃・15分加熱で死滅）	ボツリヌス菌	グラム陽性[*1] 桿菌[*1] 偏性嫌気性[*2] 芽胞形成：する 熱抵抗性：菌，産生毒素は 　弱いが，芽胞は耐熱性で 　ある
病原大腸菌	グラム陰性[*1] 桿菌[*1] 通性嫌気性[*2] 芽胞形成：しない 熱抵抗性：弱い 　（60℃・30分加熱で死滅）	ウエルシュ菌	グラム陽性[*1] 桿菌[*1] 偏性嫌気性[*2] 芽胞形成：する 熱抵抗性：芽胞は100℃・ 　15分加熱で死滅するもの 　が多い。しかし，100℃・ 　1～6時間の加熱に耐え 　る芽胞もある
カンピロバクター・ ジェジュニ/コリ	グラム陰性[*1] らせん状の桿菌[*1] 微好気性[*2] 芽胞形成：しない 熱抵抗性：弱い 　（60℃・30分加熱で死滅）	セレウス菌	グラム陽性[*1] 桿菌[*1] 通性嫌気性[*2] 芽胞形成：する 熱抵抗性：芽胞は耐熱性 　で，90℃・60分加熱でも 　死滅しない

注） [*1]下記 Column 参照。　　[*2]p.14の**表B-1**参照。

○ **Column** | **細菌の分類**

①Gram が開発した細菌の染色法（グラム染色）によって，濃紫色に染まるものをグラム陽性，（淡）紅色に染まるものをグラム陰性という。細胞壁の構造等の違いから陽性・陰性に分かれるので，菌種を推定することが可能となる。

②外形から，球菌，桿菌（棒状の形），らせん菌に分けられる。

③増殖の際の酸素要求度から，好気性菌，通性嫌気性菌（通性菌），偏性嫌気性菌（嫌気性菌）に分けられる（p.14，**表B-1**参照）。

◀ 35-53
33-55
32-57

1 サルモネラ属菌による食中毒◀

- **発育至適環境**　35〜43℃で，熱には概して弱く，60℃・30分の加熱で死滅する。グラム陰性の桿菌で芽胞をつくらない。鞭毛をもち，運動性がある。

- **感染源**　鶏，七面鳥，ハト，牛，豚，犬，猫などの家禽・家畜やネズミ，両生類，は虫類など，多くの野生動物から検出される。ペットのカメ（輸入ミドリガメ）の60%以上からも検出される。なお，腸チフス菌，パラチフスA菌もサルモネラ属菌の一部である（p. 35）。

- **ヒトへの感染**

　①保菌動物の肉や卵を加熱不十分の状態で摂食した場合。

　②保菌動物あるいはヒトの排泄物によって汚染された食品を摂取した場合。

- **原因食品**　食肉，卵およびその加工品，複合調理食品など。

- **潜伏期間**　6〜48時間で，一般に摂取後12〜24時間以内に発症するものが多い。

- **症状**　発熱，腹痛，下痢を主症状とする急性胃腸炎症状。発熱は急激で38〜40℃，悪心，嘔吐，腹痛，下痢（水様便が多い）を伴う。一般には1週間くらいで回復する。乳幼児では，けいれんなども現れ，重症になることも多い。

- **予防法**　サルモネラ属菌は加熱に弱く，かつ10℃以下ではほとんど発育できないことから，加熱調理を徹底し，調理後の食品は冷蔵庫に保存し，できるだけ速やかに食すこと。

2 腸炎ビブリオによる食中毒

- **発育至適環境**　35〜37℃。10℃以下では発育が認められない。熱抵抗性は弱く，60℃・15分加熱で死滅する。また，発育，**増殖に塩分**（海水の塩分濃度約3.5%）が必要である。鞭毛を有するグラム陰性桿菌である。

- **感染源**　海水，海泥中に広く分布。特に陸地に近い海域の汚染度が高い。夏季にその検出率が高い。近海魚に付着し，流通経路を経るに従い菌量が増加する。洗浄が不十分な場合，あるいは，まな板や調理器具が汚染された場合は，二次汚染源となる。

- **潜伏期間**　摂取後6〜24時間，特に10〜12時間で発症する。

- **症状**　激しい腹痛，下痢，発熱（37〜38℃），嘔吐。上腹部痛に始まる水様性の下痢で，1日10回以上にも及ぶ。2〜3日で回復し，致命率は低い。

- **予防法**

　①前述のように発育，増殖に塩分を必要とし，淡水に弱いので，魚介類を流水でよく洗浄する。

　②魚の表面に付着した菌は冷蔵温度では発育できず，冷凍で死滅するので，冷蔵庫や冷凍庫を活用する。

　③酸に弱いので，魚の酢の物は有効な調理法である。

　④熱抵抗性が弱いので，加熱調理する。

　⑤まな板からの二次汚染を防止するため，用途別にまな板を分ける。

⑥調理後は迅速に摂食する。

3 病原大腸菌（下痢原性大腸菌）による食中毒 ◀

◀ 35-53
33-56
32-57

大腸菌（*Escherichia coli*；*E. coli*）は，ヒトを含む動物の腸管内に常在する細菌であり，通常は**病原性**をもたない。

病原大腸菌は，**発症機構**により①腸管病原性大腸菌，②腸管組織侵入性大腸菌，③腸管毒素原性大腸菌，④腸管出血性大腸菌，⑤腸管凝集性大腸菌の5種類に大別される。厚生労働省の食中毒統計では，腸管出血性大腸菌（VT産生）と，その他の病原大腸菌に分類している。

●腸管病原性大腸菌（EPEC, enteropathogenic *E. coli*）

・主症状　　下痢，腹痛，悪心，嘔吐，発熱。

・感染源　　市販食品，淡水魚，河川水，健康人，家畜などからも検出され，自然界に広く分布。糞尿やネズミなどの食品汚染により感染。

・原因食品　　おにぎり，プリン，野菜サラダ，魚介類，給食，弁当など広範囲の食品。

・潜伏期間　　乳幼児では短く，病原性は強い。成人では病原性は弱いが，一般に10^7以上の菌を摂取すると10～30時間後に発症する。

・予防法　　菌は概して熱に弱く（60℃・30分加熱で死滅），かつ10℃以下では発育が抑制される。したがって，食品の加熱，速やかな冷却，迅速な摂食を心掛ける。

●腸管組織侵入性大腸菌（EIEC, enteroinvasive *E. coli*）

・主症状　　下痢，発熱，けいれんなど。粘血便あるいは濃粘血便が出現することも多い。

・ヒトからヒトへ微量で感染する。学童以上の年齢層から検出され，乳幼児への感染はほとんどない。

●腸管毒素原性大腸菌（ETEC, enterotoxigenic *E. coli*）

・主症状　　発熱はなく全身症状は軽いが，水様性下痢が激しい。

・いわゆる「旅行者下痢症」である。東南アジア方面から帰国した下痢患者から検出される。

・小腸内で増殖するとき，**エンテロトキシン**を産生する。

●腸管出血性大腸菌（EHEC, enterohemorrhagic *E. coli*）　　腸管で増殖，定着後，**ベロ毒素（VT）**を産生する。平成11（1999）年，厚生労働省は，感染症の予防及び感染症の患者に対する医療に関する法律（感染症法，平成10年法律第114号）で，O157などによる腸管出血性大腸菌感染症を3類感染症に指定した（3類感染症とは，感染力，重症度などからみると危険性が非常に高いとはいえないが，飲食物を扱う業務など，特定の業務を行うことで感染症の集団発生を起こす可能性のあるものをいう）。重篤の場合には，**溶血性尿毒症症候群（HUS）**を引き起こすこともあり，脳症に至ると死亡することがある。

・主症状　　風邪様症状の後に腹痛を伴う下痢。このとき発熱を伴うこともあ

病原性
ヒト，動物，あるいは植物に寄生して，その宿主に特定の病気を起こすことをいう。その病原体はウイルス，細菌，真菌等が含まれる。

発症機構
病原体の種類により，生体の主症状や潜伏期間が異なってくることが知られている。この生体反応と病原体との関係を示したもの。

エンテロトキシン
①易熱性毒素（LT：60℃・30分の加熱で失活），②耐熱性毒素（ST：100℃・30分の加熱にも耐える）の2種類がある。

ベロ毒素（VT）
腸管出血性大腸菌が腸管内で産生する毒素。血清型でO26，O104，O111，O113，O114，O157等が含まれるが，O157：H7が有名。

溶血性尿毒症症候群（HUS）
ベロ毒素が体内に移行することで，腎不全，血小板減少，溶血性貧血等を主徴とする症状を起こす症候群。出血性大腸炎からHUSに移行する場合が多い。

る。その後頻回の水様便，さらに著しい鮮血便が認められることもある。

・感染源　　日本では井戸水，おから，サラダ，野菜の浅漬け，生や加熱不十分な状態の牛肉や牛レバーなどから菌が分離されている。飲食物を介した経口感染がほとんどで，菌で汚染された食物などが直接または間接的に口から入ることによって起こる。またヒトからヒトへの二次感染もある。

・潜伏期間　　3～8日。症状が一旦治まったところで急に重症化することがあるため，慎重な経過観察が必要である。また，小学校低学年，乳幼児や高齢者では発症後約2週間の後に溶血性尿毒症症候群（HUS）を併発し，重篤な場合は死に至ることもある。

・予防法　　菌は熱に弱く（75℃・1分加熱で死滅），消毒用エタノール，次亜塩素酸ナトリウムで死滅する。

①食品の保存，運搬，調理を衛生的に取り扱い，十分に加熱する。

②手指および調理器具の洗浄，消毒を行う。

③飲料水（井戸水，受水槽）の衛生管理に留意する。

④患者の糞便の処理にはゴム手袋を用いる。

⑤患者と乳幼児との混浴は避ける。

●**腸管凝集性大腸菌**（EAEC, enteroaggregative *E. coli*）　　主として熱帯や亜熱帯の開発途上国で長期に続く小児などの下痢の原因菌となる。

◀1 36-53
35-53
33-55
◀2 32-57

4 カンピロバクター・ジェジュニ/コリによる食中毒[1,2]

●**発育至適環境**　　酸素が少量の微好気性条件でのみ発育する。発育温度範囲は31～46℃の中温菌である。増殖に必要な最低水分活性値（p. 13）は一般に0.99で，これは微生物の中で最も高いため，乾燥には弱い。また，酸に弱く，pH5.0以下では増殖できない。

●**主症状**　　感染型腸炎。下痢（1日数回から十数回，小児は血液が混じりやすい），腹痛，発熱（38～40℃が多い）が主症状。集団発生時にはすべての年齢層にわたっている。成人より小児のほうが発症しやすい。

●**感染源**　　ヒトには常在せず，鶏，牛，豚，犬などの家畜やペット類が保菌。特に鶏に多い。これらの腸管内に常在して，排泄物中に存在する菌である。

●**原因食品**　　食肉から直接，または間接的に食品や水を介して感染する。感染菌量は他の食中毒菌より微量（10^3/g 以下）である。

●**潜伏期間**　　2～5日。

●**予防法**

◀3 34-55

①食品は十分加熱し，生菌を死滅（60℃・30分加熱で死滅）させる。特に食肉を十分に加熱調理（中心部を75℃以上・1分間以上加熱）する。

マンニット
D-マンニット（マンニトール）ともいい，ショ糖の約60%程度の甘味を有する。この分解能を利用して黄色ブドウ球菌の分離培地に使用されている。

②少量の菌で発症するので，食肉からの二次汚染防止に努める。

③水中では長時間生存する。飲料水は塩素で完全に殺菌する。

5 ブドウ球菌による食中毒[1,3]

●**発育至適環境**　　食中毒となるのは黄色ブドウ球菌で，**マンニット**を分解し，

コアグラーゼ（血漿凝固酵素）陽性で，エンテロトキシン（腸管毒）を産生する。耐塩性で，発育至適温度は35～40℃の中温菌，5～10月に中毒が多発するが，暖房の存在により冬季にも散発する。ブドウ球菌自体は易熱性（80℃・10分加熱で死滅）であるが，産生される毒素・エンテロトキシンは熱に強く，100℃・30分の加熱でもすべてを破壊することは困難である。また冷凍下でも安定している。食塩濃度16～18％でも増殖し，他の条件が適当であれば食塩濃度10％でもエンテロトキシンを産生する。

- ●**主症状**　急性胃腸炎症状。唾液分泌亢進，悪心，嘔吐，腹痛，下痢。発熱はほとんどみられない。1～3日で回復する例が多く，死亡例はほとんどない。
- ●**感染源**　ヒトや動物の皮膚，鼻腔，咽頭，毛髪などに棲息し，**化膿性疾患**の起因菌でもある。塵埃など自然界に広く分布する。
- ●**原因食品**　折詰弁当，おにぎり，すしなどの穀類およびその加工品，複合調理食品，あん類，サラダ，クリーム，洋菓子など。
- ●**潜伏期間**　毒素型であるため，潜伏期間が短い。平均3時間。
- ●**予防法**
  ①化膿性疾患（手指の傷など），**感冒**で鼻水やくしゃみが出ている者は，調理に携わらない。
  ②調理後は速やかに摂食するか，冷蔵保存する。菌を増殖させない，毒素を産生させないことが重要である。食品を加熱し，菌を死滅させても，すでに産生されていたエンテロトキシンは破壊されずに残るので注意する。

6 ボツリヌス菌による食中毒

食中毒の発生件数はわずかだが，致命率は著しく高い。ひとたび発生すると，重大な被害が出る。

- ●**発育至適環境**　偏性嫌気性の**芽胞形成菌**で，増殖するときに産生する毒素によって食中毒を引き起こす。この毒素は，**抗原**性によってA～Gまでの7型に分類される。これらの毒素の熱に対する安定性は概して低く，80℃・20分加熱で破壊される。ヒトに食中毒を起こすのは，主としてA・B・E型毒素であり，日本では特にE型毒素が多い。ボツリヌス毒素は強い神経毒活性が特徴。
  ボツリヌス菌の芽胞は一般に耐熱性である。A・B型菌の芽胞は特に耐熱性で，死滅させるためには120℃・4分の加熱を要する。一方，E型菌の芽胞は80℃・6分の加熱で死滅する。発育至適温度は，A・B型菌は37～39℃，E型菌は28～32℃，発育最低温度は，A・B型菌は10℃，E型菌は3℃と異なる。日本で発生頻度の高いE型菌が低温で発育することに注意が必要である。
- ●**主症状**　まず胃腸炎症状（吐き気，嘔吐，下痢）が現れ，その後，脱力感，倦怠感，めまいなどが現れ，症状が進むと，視神経麻痺，瞳孔散大，対光反射遅延，嚥下困難，発声困難になる。さらに，腹部膨満，便秘，尿閉，呼吸困難などの症状を起こして死亡する。致死率は5～10％と高い。なお，発熱はみられない。
- ●**原因食品**　菌は土壌，海泥，家畜・魚類の腸管などに分布している。海外で

コアグラーゼ
血漿凝固酵素の一種。主にブドウ球菌起原の抗原物質で，血栓形成の原因に関係があるとされている。ブドウ球菌の分類に利用されている。

化膿性疾患
創傷等に微生物が増殖してそれがほかに感染，増殖していろいろな症状を引き起こすこと。ブドウ球菌と連鎖球菌が代表的。

感冒
風邪ともいわれ，身体を寒い所に置いたり，濡れたままの状態で放置されたときに起きる呼吸器の炎症性あるいはその他の疾患の総称のこと。

◀ 36-52
34-55

芽胞形成菌
加熱，放射線照射，乾燥，消毒剤等の物理・化学的条件に抵抗性を有する耐性の強い構造（芽胞）をつくる細菌。バシラス属やクロストリジウム属が該当する。

抗原
たんぱく質または糖たんぱく質からなる物質で，生体に投与すると異物と認識され，これに特異的に結合するたんぱく質である抗体を産生する。なお，アレルギー反応を引き起こす抗原をアレルゲンと呼ぶ。

は自家製の野菜・果物の瓶詰，缶詰，ハム，ソーセージなどが感染源としてあげられている。日本では，ほとんどが魚由来の製品で，**いずし**が多い（E 型菌）。昭和59（1984）年にからしれんこんによる中毒（A 型菌）が発生したが，長期保存のための真空パックがかえって増殖を促す結果になった。

なお，**乳児ボツリヌス症**の原因食品ははちみつであることが多いため，はちみつ，はちみつ入りの飲料・お菓子などは満１歳まで与えない（厚生労働省：授乳・離乳の支援ガイド，2019年改定版）。

●**潜伏期間**　　8 〜36時間。

●**予防法**

①新鮮な材料を使用し，十分な洗浄を行う。

②十分な加熱処理を行う。

③物理的・化学的条件（pH4.6以下，水分活性0.94以下，亜硝酸ナトリウム添加）により，芽胞の発芽，増殖を防止する。

④製品に異臭（酪酸臭）があれば食用に供しない。

◀ 35-53
　 33-55

7 ウエルシュ菌による食中毒◀

土壌，塵埃，空気など自然界に広く分布し，ヒトや動物の腸管内にも常在する。

●**発育至適環境**　　偏性嫌気性の芽胞形成菌で，芽胞の耐熱性は**菌株**によって異なる。ほとんどが100℃・15分の加熱で死滅するが，食中毒原因菌として代表的な A 型菌の芽胞では，100℃・１〜６時間の加熱にも耐える。

●**主症状**　　下痢，腹痛。下痢は１日１〜３回，大部分が水様性で粘血便はほとんどない。嘔吐，発熱はあまりみられず，概して軽症で１〜２日で回復する。

●**原因食品**

①鳥獣肉および魚肉など，たんぱく質食品とその加工品。

②加熱調理後，数時間から一夜室温に放置された肉類，魚介類の調理品（特にカレー，シチューなどによるものが多い）。

●**潜伏期間**　　通常６〜18時間，平均10時間。

●**予防法**

①本菌は自然界に広く分布しているので，食品の汚染防止に努める。

②加熱調理食品が原因食品になるので，加熱してあっても長時間保存する場合

いずし
魚肉を水にさらし，塩漬け，または酢漬けした後，米飯，こうじ，清酒，だいこん，にんじん，とうがらし等とともに漬け込み，熟成させたもの。北海道，東北地方でつくられている馴れずしの一種。

乳児ボツリヌス症
生後６カ月未満の乳児が罹患するボツリヌス症。ボツリヌス菌の芽胞に汚染されたはちみつを摂取し，それが盲腸〜大腸で発芽・増殖して産生された毒素が吸収されて発症する。

菌株
分離・同定・分類された同一菌種に属する菌の中で，何らかの特徴を示す菌。ある特定のものから分離された菌を呼ぶ。

Column ｜ 細菌性食中毒と消化器系感染症（経口伝染病）の違い

飲食物によって起こる感染症を経口感染症という。細菌性食中毒と消化器系感染症との大きな違いは，細菌性食中毒は食中毒菌とヒトとの間に感染サイクルがなく，二次感染（伝染性）は特殊な場合を除いては認められないが，消化器系感染症は病原菌とヒトとの間に感染サイクルがあり，容易に経口的二次感染が起きることがあげられる。ほかに，右表のような違いがある。

消化器系感染症を起こすコレラ菌，赤痢菌，チフス菌，パラチフス A 菌は，感染症法に基づき３類感染症に分類されているが，平成11（1999）年12月に，食中毒事件票の病因物質の種別の細菌性食中毒の欄に追加された。また腸管出血性大腸菌は，細菌性食中毒の原因菌であるが，３類感染症にも分類されている。

	細菌性食中毒	消化器系感染症
病原性	弱い	強い
発症菌量	大量	少量でも発症
潜伏期間	短い（１〜３日）	長い（２〜10日）
症状	軽い，一過性	重い，長い
規定	食品衛生法	感染症法

には，10℃以下に冷蔵保存する。

③発育至適温度は45℃前後であるので，調理済み食品を冷却する場合，徐々に行うのではなく，できるだけ速やかに急冷する。

8 セレウス菌による食中毒

土壌，塵埃，水など自然界に広く分布している。

●**発育至適環境**　通性嫌気性の芽胞形成菌である。芽胞は耐熱性（90℃・60分加熱しても死滅しない）であり，加熱調理した食品の中でも生き残り，徐々に冷却されるときに発芽，増殖する。この点はボツリヌス菌やウエルシュ菌と同様である。7.5％の食塩存在下でも発育できる。

●**症状など**　嘔吐型と下痢型の2種類がある。症状は軽症で，発熱はめったにみられない。ほとんど1～2日で回復する。5～10月の夏季に多い。

①嘔吐型　潜伏期間は0.5～6時間。吐き気，嘔吐が主症状。ブドウ球菌食中毒と類似。主な原因食品は，焼き飯などの米飯類やスパゲティなど。ここで産生される毒素（セレウリド）は，121℃・30分，pH 2～11，トリプシン，ペプシンにも安定である。

②下痢型　潜伏期間は8～16時間。下痢，腹痛が主症状。主な原因食品は肉類，各種のスープ，バニラソース，ソーセージ，プリンなど。ここで産生される毒素（エンテロトキシン）は，易熱性で，60℃以上の加熱，pH 4以下で失活し，トリプシン，ペプシンに感受性をもつ。

●**予防法**　食品中での菌の増殖を抑制することが予防の原則である。米飯に由来するものが多いことに留意する。

①米飯やゆでたスパゲティは55℃以上，あるいはできるだけ早く冷却し，8℃以下で保存する。

②焼き飯，オムライス，スパゲティなどに加える野菜や卵などは新鮮なものを用い，早めに摂食する。

9 エルシニア・エンテロコリチカによる食中毒 ◀

腸内細菌科に属する通性嫌気性の**小桿菌**である。昭和47（1972）年に静岡県の小学校で集団食中毒が発生し，初めて確認された。

●**主症状**　発熱（39℃以上）を伴う胃腸炎が多い。その他，回腸末端炎，仮性虫垂炎，腸間膜リンパ節炎，関節炎など。

●**感染源**　自然界に広く分布する。従来から「ブタ腸炎菌」として知られていた。感染源食品としては，生肉（豚，牛，羊），生乳，家禽肉などである。犬などのペットも注意を要する。

●**潜伏期間**　2～5日，ときには10日以上に及び，食中毒では比較的長い。

●**予防法**　食べ物はよく加熱殺菌（65℃・30分加熱で死滅）する。低温でも発育（一般の冷蔵庫内でも発育）するので，低温流通時の衛生管理が重要である。

10 ナグビブリオによる食中毒

ナグビブリオは，形態学的，生化学的にはコレラ菌と区別できない。生態はコレ

◀ 36-53

小桿菌
桿状あるいは棒状の形をした細菌のことで，その横幅が短いもの。短桿菌ともいわれ，球菌に近い形をとるため球桿菌ともいわれる。

ナグビブリオ
(NAG vibrio)
NAG は non-agglutinable（凝集しない）の略称。コレラ菌の免疫血清に凝集しないビブリオという意味。

ラ菌と全く同じである。

- **●主症状**　　腹痛，水様性下痢。通常発熱はみられない。
- **●感染源**　　水または魚介類（かに，えびなど）を介してヒトに感染，腸管内でコレラ菌の毒素に似たエンテロトキシンを産生して発症する。河川水や泥土などからしばしば検出される。ほかに東南アジアからの輸入冷凍魚介類，市販の冷凍えびなどからも検出される。海外からの帰国者のほか，渡航歴のない人にも下痢症などがみられている。
- **●予防法**　　魚介類の流通過程を一貫して常に低温（5℃前後）に保つ。二次汚染防止のために十分に加熱し，調理後は迅速に摂食する。

11 コレラ

コレラ菌の感染により起こるが，コレラ菌は日本には常在しない。アジア型コレラ（インドのガンジス川河口のデルタ地帯に常在）と，エルトール型コレラ（インドネシアのセレベス島に限局して発生）がある。現在はエルトール型がみられる。通性嫌気性，無芽胞性の桿菌である。熱に弱く，消毒薬や酸にも弱い。

- **●主症状**　　嘔吐，腹痛，下痢（米のとぎ汁状）。発熱はない。ただし，エルトール型コレラは，典型的な症状を示さずに，軽度の下痢のまま経過する。
- **●潜伏期間**　　1〜3日。
- **●感染**　　経口的に摂取され，腸管内で増殖し，同時に産生する毒素（コレラエンテロトキシン）により発症する。
- **●予防法**　　流行地に滞在する場合，あらかじめワクチンの接種を受ける。生水の飲用禁止，魚介類の生食禁止など，不衛生な食事を回避する。

12 赤痢（細菌性赤痢）

- **●主症状**　　感染後2〜4日で発症。便性の異常（頻便，膿粘液便または膿粘血便など），排便前後痛，渋り腹など大腸の炎症症状，発熱，悪心，嘔吐。
- **●感染経路・予防法**　　手指，器物，水，食品などを介して経口的に感染する。

Column │ 細菌性食中毒の予防法

細菌性食中毒の予防法3原則としては，①食品の細菌による汚染を防ぐ，②細菌を増殖させない，③細菌を死滅させる，があげられる。そのため，清潔，温度管理，迅速摂食が重要である。

また，一般的な予防対策として，次のことがあげられる。

①調理場，倉庫などでは，菌の媒体となるネズミ，ゴキブリ，ハエなどの侵入を防止し，さらにこれら衛生動物を撲滅する。

②調理従事者をはじめ，食品を取り扱うすべての者は，手指の洗浄，消毒を習慣付ける。さらに，胃腸障害，扁桃腺炎，手指などに化膿性疾患のある場合は調理業務に携わらない。

③生魚介類を扱ったまな板，ふきんなどと，それ以外の食品（特に生で食する野菜）に用いる器具とは区別する。また，熱湯や日光での消毒を行う。

④食品は，すべての細菌にとって都合のよい培養基である。摂食まで時間がある場合や保存を必要とする場合は，必ず清潔な冷蔵庫あるいは冷凍庫で保管する。

⑤つくり置いた料理は，摂食直前に再加熱することが望ましい。

⑥室温の高い時期では，料理の保存時間はできるだけ短くする。できれば食事ごとに調理する。

⑦調理従事者は定期的に検便を受け，腸チフス菌や赤痢菌などの保菌者でないことを確認する。

用便後の手指の洗浄，消毒が重要である。

13 腸チフス・パラチフス

サルモネラ属菌のチフス菌とパラチフス A 菌で，ヒトのみを侵す。腸管膜リンパ節内で増殖する。

- **主症状**　下痢，頭痛，発熱（38℃以上），倦怠感など。第 1 病週末に皮膚に発疹（バラ疹と呼ばれる。チフス性疾患の特徴），**脾腫**，比較的徐脈がみられる。第 3 病週には解熱傾向がみられる。重症では，意識障害，腸出血，**腸穿孔**などの合併症が起こる。腸チフスより，パラチフスのほうが軽症である。
- **潜伏期間**　10〜14日。
- **感染源**　患者や保菌者の排泄物に汚染された食品や水を介して感染する。
- **予防法**　水道水の塩素滅菌，調理従事者の手指の十分な洗浄と消毒，海外旅行時の生水・生ものの摂食禁止。

d ウイルス性食中毒

ウイルス性食中毒は，ウイルスの感染による食中毒である。

1 ノロウイルス◀

ノーウォークウイルスやノーウォーク様ウイルスなどの総称で，非細菌性胃腸炎の原因ウイルスである。このウイルスの**感受性**動物は，ヒトとチンパンジーのみといわれている。ヒトの腸管内で増殖し，病原性を発現する。わずか10〜100個で発症。

- **主症状**　下痢，嘔吐，腹痛，発熱，頭痛を伴う胃腸炎症状。1〜2日経過後治癒し，後遺症はない。血便もみられない。
- **原因食品**　特定は難しいが，生カキは注意を要する。ノロウイルスは貝類の体内では増殖しないが，海水中のノロウイルスが貝に侵入するなどにより，食物連鎖の一環として貝類の中腸腺に蓄積される。各種施設での感染は，感染者の排泄物からの直接感染が考えられる。
- **潜伏期間**　通常，24〜48時間。
- **予防法**　ウイルスは一般に**易熱性**のため，原因食品の加熱（85〜90℃で90秒以上。p.91，92参照）が有効である。そのほか，手洗い設備の完備と励行，給水施設の衛生管理，調理器具からの二次汚染の防止，調理従事者の衛生教育の徹底など。

> (補足) 平成 9（1997）年から厚生労働省の発表する食中毒統計の病因物質に小型球形ウイルスが新たに加えられ，平成15（2003）年からは「ノロウイルス」として分類されている。病因物質別にみた患者数では 1 位となっている。
> ウイルス性下痢症は，冬季（11〜4 月ごろ）に，飲食店，学校，高齢者福祉施設などで集団発生している。

2 A 型および E 型肝炎ウイルス

- **主症状**　発病初期では発熱，下痢，倦怠感，食欲不振など風邪と類似した症状がみられ，ほかに**黄疸**がみられるのが特徴的である。1，2 か月で自然に治

脾腫 肝硬変等で通常80〜120g の脾臓が腫大し，約 2 倍の重量になること。触知することができる。

腸穿孔 胃腸等の穿孔（やぶれること）により，内容の漏出が起こること。その結果，腹膜の刺激，感染によって急性腹膜炎を起こす。

36-53
35-54
34-55
33-55

感受性 細菌を例にとると，薬剤，物理的影響，あるいはバクテリオファージ等によって，発育阻止または殺菌，溶菌等を受けやすくなることをいう。

易熱性 加熱（一般には低温殺菌法等）により，活性を失ったり，死滅してしまったりするもの。

黄疸 血中のビリルビン量が増加して，皮膚，粘膜，その他の組織が黄染する状態。肝臓疾患によることが多い。

◀1 34-56

劇症肝炎
ウイルス性肝炎により急激に肝不全を起こし，発症後数日〜10日以内に肝性昏睡で死亡する急性肝炎。

肝不全
肝細胞の機能障害によって起こる症状を指すが，一般には比較的重篤な肝障害による症状を指す。その原因としてウイルス性肝炎があるが，中毒性肝障害でも起こる。

癒するが，まれに**劇症肝炎**や**肝不全**を引き起こし，生命にかかわることがある。E型肝炎ウイルスは，日本ではシカ・イノシシの生肉やブタ生レバーからの感染例がある。主症状はA型肝炎ウイルスと類似。

● **予防法**　汚染された食品，水により罹患するので，手洗い，飲食物の加熱が重要である。流行地域への旅行では，清潔の保証がない飲料水，氷入り清涼飲料水，非加熱の貝類，自分で皮をむかない果物・野菜は摂取しない。

ⓔ 自然毒食中毒 ◀1

自然毒による食中毒は，全食中毒発生件数の7〜10%程度で，患者数では数%にすぎないが，死者数の比率は高く，全食中毒中の40〜80%，年によっては100%である。動物性自然毒ではふぐ中毒，植物性自然毒ではきのこが多い。主な自然毒と有害成分を**表C-4**に示す。原因として，次のことがあげられる。

①有害なものを食用のものと誤認する場合（毒かます，毒きのこなど）。

②有害部位の除去が不完全である場合（ふぐ，じゃがいもなど）。

③特異な環境下や特定の時期に有毒化したのを知らずに食す場合（二枚貝，梅など）。

◀2 33-56

1 動物性自然毒 ◀2

ふぐによる中毒は，他の食中毒に比べて死亡する確率が高い〔平成27(2015)年で原因食品が判明した死者4人中1人，25.0%〕。ふぐ以外では主に貝毒（ほたてがい，こたまがい，むらさきいがいなど）があり，患者数はふぐ中毒を上回る年もある。

● **ふぐ毒**　卵巣，肝臓のほか，精巣や皮膚が有毒なものもある。季節料理とし

表C-4 主な自然毒とその有害成分

自然毒		有害成分
動物性自然毒	ふぐ	テトロドトキシン
	下痢性貝毒	ディノフィシストキシン，オカダ酸
	麻痺性貝毒	サキシトキシン
	あさり毒	ベネルピン
	巻貝中毒	ネオスルガトキシン，プロスルガトキシン，テトラミン
	シガテラ	シガトキシン，マイトトキシン
植物性自然毒	クサウラベニタケ	コリン，ムスカリン
	ツキヨタケ	セスキテルペン（イルジンS，ランプテロール）
	ドクツルタケ	アマトキシン，アマニタトキシン，ファロトキシン
	じゃがいも	ソラニン，チャコニン
	ヤマトリカブト	アコニチン
	青梅	アミグダリン
	わらび	プタキロシド
	テングタケ	イボテン酸
	イヌサフラン	アルカロイド（コルヒチン）
	スイセン	アルカロイド（リコリン，タゼチン）
	キャッサバ	リナマリン

てよく使われる冬季に，素人の調理によって起こることが多い。

- ・主症状　　食後30分〜6時間の間に発症。口唇や手の感覚麻痺から運動障害を来す。次第に嚥下困難，呼吸麻痺に陥り，死に至る。
- ・原因物質　　**テトロドトキシン**。魚種，季節，組織や臓器などにより，その含量や毒力が異なる。アルカリには不安定だが，酸や熱に安定で，加熱しても無毒化されない。

●**下痢性貝毒（DSP）**　　脂溶性の毒で，有毒プランクトンを捕食した二枚貝（あさり，むらさきいがい，ほたてがいなど）により下痢を起こす。動物性自然毒による食中毒では，発生件数，患者数とも最も多い。5〜8月に多い。

- ・主症状　　下痢を必発症状とし，嘔吐，腹痛などを主徴とする。

●**麻痺性貝毒（PSP）**　　有毒プランクトンの毒成分を蓄積したほたてがい，いがいなどに含まれる神経毒によるもの。5〜10月ごろの発生が多い。

- ・主症状　　唇，舌，そのほかに**末梢神経麻痺**がみられる。重症時には，12〜24時間以内で死亡する。

●**あさり毒**　　特定の時期，特定の水域のあさりが有毒プランクトンによって毒化されて産生されたベネルピン（肝臓毒）による中毒である。

- ・主症状　　さまざまな初期症状から，黄疸（必ず出現）を経て，重症の場合は約1週間のうちに死亡する。

●**巻貝中毒**

- ・ばい貝は限られた地域で毒化し，中毒は神経症状を伴う。原因物質はネオスルガトキシンやプロスルガトキシン。
- ・ヒメエゾボラやエゾボラモドキ（東北，北海道以北の海域に棲息）の唾液腺に含まれるテトラミンによるものでは，頭痛，視覚異常，**酩酊感**などの比較的軽度な症状がみられる。

●**記憶喪失性貝毒（ASP）**　　むらさきいがい，まてがい，ダンジネスクラブ（アメリカイチョウガニ）の内臓に存在するドウモイ酸による食中毒。

- ・主症状　　嘔吐，腹痛，下痢，記憶障害。

●**ワックス**　　あぶらそこむつ，ばらむつなどの大型深海魚の魚肉に多量に含まれているワックス（ロウ）が原因となる。多量に摂取すると不消化なため腹痛や下痢を起こし，場合によっては脱水症状を呈する。

●**いしなぎ，その他の内臓**　　いしなぎ，めぬけ，さわら，かんぱちなどの魚の肝臓に大量に含まれるビタミンA（1g中50〜150万IU）による食中毒である。数日後に顔面や四肢の表皮の剥離，落屑が著しいことが特徴的である。

●**シガテラ**　　おにかます，ばらふえだい，ばらはた，さざなみはぎなど，熱帯から亜熱帯のサンゴ礁周辺に棲息する魚介類による食中毒で，致命率は低い。症状は，下痢，腹痛，嘔吐，舌や四肢，全身の麻痺である。特徴として温感感覚の失調（ドライアイスセンセーション）がある。

テトロドトキシン
ふぐ中毒の原因となる毒素名。ふぐ類の卵巣や内臓，皮などに分布するが，その他の魚介類にも分布している。毒は海洋細菌によって産生され，毒性はマウスユニット（MU）で表される。

末梢神経麻痺
脳および脊髄から出て頭蓋腔または脊柱管を離れて全身に分布する神経が，自然毒の作用により麻痺すること。

酩酊感
大脳の精神機能が自制を失った発揚状態。表情動作は活発になるが，精神状態は安定を失い，注意力，判断力，責任感等の機能は減衰する。

② 植物性自然毒

食中毒の発生件数の0.5%前後を占める。患者数の約80%は毒きのこに原因がある。きのこ以外による食中毒数は多くないが，死亡例が発生している。

●**きのこ毒**　きのこ中毒は，クサウラベニタケ，ツキヨタケ，カキシメジなどによるものが多い。死亡例では，ドクツルタケ，タマゴテングタケ，コレラタケなどによるものが多い。主症状は，消化器症状と脳・神経症状である。

・**消化器症状**　食後，数時間のうちに嘔吐，腹痛，下痢，虚脱がみられる。重症時にはコレラ様症状，うわごと，昏睡状態に陥り，死に至る。タマゴテングタケ，ドクベニタケ，ツキヨタケなどでみられる。有毒成分はα-アマニチン，ファリン，ファロイジン，**セスキテルペン**（ランプテロール）など。

・**脳・神経症状**　**副交感神経刺激**，発汗，**縮瞳・散瞳**，狂躁，筋硬直，異常興奮，麻痺，幻覚，独特の精神錯乱，火傷感など。テングタケ，シビレタケ，ワライタケなどでみられる。有毒成分はムスカリン，ブホテニン，プシロシビンなど。

●**その他の植物性自然毒**　有毒成分として，アルカロイドを含むもの，シアン配糖体を含むもの，その他に大別される。

①アルカロイド含有物　じゃがいも（ソラニン，チャコニン；発芽部分の緑変部），ヤマトリカブト（アコニチン）など。

②シアン配糖体含有物　シアン配糖体（青酸配糖体）は青梅（アミグダリン），マメ科，イネ科，キャッサバ（リナマリン）などに含まれる。シアン配糖体は加水分解により青酸を発生する。バター豆やそれを原料とする生あんについては，青酸に関する規格基準が定められている（p. 6，**表A-2**参照）。

③その他　ジギタリス，洋種やまごぼう，毒ぜり，おごのり，わらびなど。

f 化学性食中毒

有害な化学物質を摂取することにより発症する中毒症状で，細菌性食中毒やウイルス性食中毒に比べて，発生件数は非常に少ない。

化学性食中毒は，メチルアルコール（メタノール），農薬などの化学物質の摂取による食中毒と，ヒスタミンなどのアミンによるアレルギー様食中毒に分類される。

●**メチルアルコールによる中毒**　メチルアルコールが，体内でギ酸やホルムアルデヒドに変化して中毒を起こす。症状は，頭痛，嘔吐，腹痛，めまい，下痢のほか，視神経の障害による視力低下，失明がみられる。重症例では，昏睡，麻酔状態，呼吸困難となり，死亡する。

●**化学物質摂取による食中毒の予防法**

①殺虫剤など，食品の調理に必要としないものを調理場内に置かないこと。

②容器には内容物の名称を正しく表示し，食品の空容器に有害物を入れないようにすること。

③洗浄剤などの薬剤は，使用法を厳守して使用すること。

セスキテルペン
きのこの毒成分は，たんぱく質，ペプチド，アミノ酸，アミン，テルペノイド，フェノール類がある。セスキテルペン（セスキは1.5倍という意味である）は，テルペノイドの一種で，$(C_5H_8)_3$の化学式を有し，イソプレノイドとも呼ばれる。

副交感神経刺激
副交感神経は自律神経の一つで，脳神経の一部（動眼，顔面，舌咽，迷走の諸神経）に含まれて脳を出て末梢の諸器官に達している。この副交換神経が自然毒などで刺激を受けること。

縮瞳
瞳孔が小さくなること。虹彩にある瞳孔括約筋の収縮，または瞳孔散大筋の弛緩によって生じる。前者は副交感神経，後者は頸部交感神経の支配を受ける。

散瞳
瞳孔が異常に大きくなること。生理的には暗所でも起きるが，病的には瞳孔括約筋の麻痺または瞳孔散大筋のけいれんによって起きる。

●**アレルギー様食中毒**　　赤身の魚の加工品による中毒である。赤身の魚の筋肉
中に多量に存在している遊離のヒスチジンが腐敗細菌の増殖に伴い脱炭酸作用
を受けて，有毒なヒスタミンが産生される。摂食30〜60分で顔面紅潮，頭痛，
じんましん，酩酊感などがみられる。

D　食品による感染症・寄生虫症

ⓐ 経口感染症

　経口感染症とは，病原体が食品や飲料水などの飲食物とともに口から侵入し発症
する食品媒介疾患，**消化器系感染症**である。コレラ，細菌性赤痢，腸チフス，パラ
チフスなどをいう（p.34，35参照）。

　平成11（1999）年施行の感染症の予防及び感染症の患者に対する医療に関する
法律（感染症法）では，対象とする感染症を感染力の強さや罹患時の重篤性などに
基づき1〜5類に区分している（p.113，**参考資料9**参照）。コレラ，細菌性赤
痢，腸チフス，パラチフスなどの食品由来の経口感染症は，感染力，罹患した場合
の重篤性等に基づく総合的な観点からみた危険性は高くないが，特定職業への就業
によって感染症の集団発生を起こし得るとして3類感染症に分類されている。

消化器系感染症
病原菌とヒトとの間に感染サイクルがあり，容易に経口的二次感染が起きることである。そのほか，病原性の強さや症状にも違いがある。
(p.32, Column参照)

ⓑ 人畜共通感染症◀

◀ 34-55

　人畜(獣)共通感染症（厚生労働省による呼称は動物由来感染症）は，病原体がヒ
トと動物の間を相互に移行する感染症で，食中毒の原因となる。約300種あり，病
原体の種類はさまざまである。動物や魚介類が病原体をもっている場合,加熱せずに
食べたりすることで伝播することがある。また,ペットとの接触により発症する感染
症もある。食べ物と関係の深いものとしては，**表D-1**に示したものなどがある。

●**炭疽**　　炭疽菌により創傷，呼吸器，経口から感染し，それぞれの感染部位に
炭疽を起こす。なかでも腸炭疽は出血性腸炎で症状が重い。

●**ブルセラ症**　　ブルセラという桿菌により起こる。感染動物の加熱殺菌が不十
分な乳・チーズなど乳製品や肉の喫食による経口感染が最も一般的で，牛，豚の
流産菌として存在する。ヒトへの感染では，全身性疾患である波状熱を起こす。

●**リステリア症**　　加熱せずに摂取する乳製品や食肉製品の汚染度が高い。発
熱，吐き気，下痢などの症状がみられ，**髄膜炎**，**敗血症**を起こす場合もある。

髄膜炎
脳膜と脊髄膜からなる髄膜が，微生物などにより炎症を受けること。化膿性，流行性，結核性等がある。

敗血症
微生物により引き起こされる化膿巣と菌血症を伴う重篤な全身感染症のこと。ブドウ球菌，溶連菌，肺炎球菌，髄膜炎菌等がよく知られている。

表D-1　主な人畜(獣)共通感染症の起因菌

	病原体	感染源	汚染食品など	症状など
炭　疽	バシラス・アンスラシス（炭疽菌）：グラム陽性桿菌	牛，羊，馬	創傷，呼吸器，経口感染	出血性腸炎，敗血症
ブルセラ症	ブルセラ属菌：グラム陰性桿菌	牛，豚，羊	輸入畜産物（生乳，畜肉など）	波状熱*，筋肉痛
リステリア症	リステリア・モノサイトゲネス：グラム陽性桿菌	牛，羊，馬	畜肉加工品，乳製品	髄膜炎，敗血症，流産

注）　*波状熱：発熱と解熱を不規則に繰り返す。マルタ熱ともいう。

●**結核**　ヒトに結核を起こす菌はヒト・牛型結核菌などで，食品によって媒介されるものは牛型結核菌である。罹患した牛は乳汁中に排菌しているので，未殺菌乳から感染する場合もあるが，日本では少ない。

●**レプトスピラ症**　分類上はスピロヘータ目にスピロヘータ科と，レプトスピラ科がある。この中で医学上重要なものはトレポネーマ属（規則正しい細かいらせん），ボレリア属（不規則で粗大ならせん），レプトスピラ属（細かく密ならせん形態）である。病原性レプトスピラはグラム陰性で，保有動物のネズミ，イヌ，牛，馬，豚などの尿で汚染された下水や河川，泥などにより経皮的に，時には汚染された飲食物の摂取により経口的にヒトに感染する。症状では黄疸，出血，腎障害などの症状がみられ，重症型の黄疸出血性レプトスピラ病（ワイル病）と，軽症型の秋季レプトスピラ病やイヌ型レプトスピラ病などがある。熱に弱く，55℃・30分で死滅する。

◀ 36-54
35-55
32-58

宿主*
寄生される生物。生存サイクルの中で，別の動物に寄生し，ある段階まで成長することが必要な寄生虫がいる。そのある段階までの宿主を中間宿主という。二つの中間宿主を必要とする寄生虫もいる。宿主のうち初めのものを第一中間宿主，次を第二中間宿主，成虫を宿す動物を終宿主という。

c 食品から感染する寄生虫症

動物間で，ある動物が他の動物に宿り，栄養を得ながらある期間生活することを寄生という。前者を寄生動物，後者を**宿主***という。

寄生虫による感染は，食品が媒介する経口感染が大部分を占める。生鮮食品には各種の寄生虫が存在する可能性があり，寄生虫卵（あるいは幼虫）は概して熱に弱いことから，寄生虫疾患の予防には，摂取前の加熱や，冷凍保存などが有効である。

魚介類に関係あるもの，肉類に関係あるもの，野菜などに関係あるものとし，それぞれ**表D-2～4**に示す。なお，発生件数の9割以上はアニサキスで，クドアは集団中毒が多い（p.24，108参照）。

●**クドア・セプテンプンクタータ（ナナホシクドア，クドア食中毒）**　養殖ヒラメ（主に韓国産）の刺身名のものを摂取して数時間後に，嘔吐や下痢を起こす。平成23（2011）年6～12月で33件，患者数473人であった。ヒラメ魚肉を−20℃で4時間以上凍結，または中心温度75℃・5分以上加熱することにより予防できる。令和2（2020）年は9件，患者数88人，令和3（2021）年は4件，患者数14人であった。

●**サルコシスティス・フェアリー（フェイヤー住肉胞子虫食中毒）**　馬刺しを摂取して数時間後に嘔吐や下痢を起こす。2011年6～12月で2件，患者数11人であった。令和2（2020）年，令和3（2021）年は0件であった。馬肉を−20℃で48時間以上凍結することにより予防できる。

E 食品中の有害物質

食品汚染とは，ある限度以上食品中に存在すると人体に何らかの影響を与えるおそれのある物質が，外部から食品に侵入することである。食品汚染には，かび毒，農薬，PCB（ポリ塩化ビフェニル），有害金属，放射性物質などがある（p.111，**参考資料**8参照）。

表D-2 魚介類に関係する主な寄生虫症

	中間宿主	感染経路と対策	症　状
肺吸虫 （ウエステルマン肺吸虫）	第一中間宿主 　カワニナ（巻貝） 　→幼虫（セルカリア） 第二中間宿主 　淡水産かに（もくずがに，さわがに，ざりがに）	淡水産かにを十分加熱せずに食べたり，かにを料理したときの調理器具によって野菜などが汚染され，それを摂取し，感染する。 →被囊幼虫*は70℃・5分の加熱で死滅。淡水産のかにの摂食は避ける。	肺に寄生して組織の破壊，出血，炎症をもたらす。肺結核の初期を思わせるような咳や血痰が認められる。
肝吸虫	第一中間宿主 　マメタニシ 第二中間宿主 　淡水魚（こい，ふな，うぐいなど）	淡水魚の刺身として被囊幼虫*が生食される。幼虫は腸管内で被囊を脱し，胆管に侵入して成虫となる。 →被囊幼虫*は魚を軽く焼く程度では死滅しない。十分加熱する。	胆管に寄生。初期には食欲不振，下痢。その後，黄疸，肝肥大，浮腫，肝硬変に至る。
横川吸虫	第一中間宿主 　カワニナ 第二中間宿主 　淡水魚（あゆ，ふな，しらうお，うぐいなど）	淡水魚の生食により感染。 →淡水魚の生食を避ける。	空腸上部に寄生して，下痢，腹痛など急性腸炎症状を呈する。
日本海裂頭条虫	第一中間宿主 　ケンミジンコ 第二中間宿主 　さけ，ます（べにざけ，さくらます）の筋肉内に幼虫が寄生。ヒトの小腸内で成育。	幼虫は高温や低温に弱い。 →内部までよく火を通すか，冷凍処理する。	小腸に寄生して，悪心，食欲不振，下痢，腹痛などの消化器障害を呈する。
アニサキス	第一中間宿主 　オキアミ 第二中間宿主 　海産魚（いか，たら，あじ，にしん，さばなど）	海産魚の刺身やあらいを通して人体に侵入。 →刺身を調理する場合は，内臓を注意深く除去する。幼虫は熱に弱く，60℃・1分で死滅。また−20℃以下・24時間以上の冷凍で死滅。	胃壁，小腸粘膜に寄生して，急性期に上腹部痛，悪心，嘔吐などをもたらす。
有棘顎口虫	第一中間宿主 　ケンミジンコ 第二中間宿主 　淡水魚（らいぎょ，どじょうなど）	ヒトは終宿主ではない。らいぎょなどの刺身を食べることで二次感染を起こすことがある。 →淡水魚の生食を避ける。	皮下組織に移動性のミミズ腫れに似た皮膚腫脹（皮下爬行症）が発現。

注）　*被囊幼虫（メタセルカリア）：第一中間宿主から第二中間宿主に移る段階の幼虫をセルカリアといい，そのセルカリアが宿主に寄生して被囊で囲われた状態を指す。

表D-3 肉類に関係する主な寄生虫症

	中間宿主	原因食品	感染経路と対策	症　状
無鉤条虫	牛，羊（牧草などに付着した虫卵を摂取）	牛肉，羊肉	汚染された牛肉料理,羊肉料理(レアステーキなど)の摂食。 牛肉を多食する国民に多くみられる。日本での感染率は低い。	軽い消化器障害。
有鉤条虫	豚（虫卵を摂取）	豚肉	汚染された豚肉を食べることでヒトの小腸壁に寄生。 →豚肉は十分加熱して食べる。	腸閉塞をはじめ，下痢，嘔吐，腹部鈍痛などの消化器障害。
トキソプラズマ	豚，牛〔終宿主はネコ科の動物。猫から排泄された囊胞体が中間宿主（豚や牛）に寄生〕	豚肉，牛肉	汚染された豚肉，牛肉を食べることで感染。 →豚肉はよく加熱調理する。妊婦は猫との密接な接触を避け，糞に直接触れない。	臓器，リンパ節，脳に寄生。不顕性感染が多いが，リンパ節腫脹，筋肉痛，貧血などが起こることがある。妊娠時の感染ではしばしば死産，早産を起こす。

表D-4 野菜などに関係する主な寄生虫症

	原因食品	感染経路と対策	症　状
回虫	野菜など	自然環境下で生育した回虫卵が，野菜や手指に付着してヒトに摂取される。 →回虫卵は熱に弱い（75℃・1秒で死滅）。	小腸に寄生。一過性の肺炎，上腹部痛，嘔吐，下痢などの消化器障害。無症状の場合もある。
鉤虫	野菜など	糞便中に排泄された虫卵が，土壌中で感染型の幼虫に発育。幼虫が経皮あるいは経口的にヒトに侵入（幼虫の付着した野菜類の摂食など）。 →日本では農耕法の変遷に伴い激減*。	小腸（十二指腸）に寄生。腹痛，下痢などの消化器障害と失血による貧血症状。
鞭虫	野菜など	野菜に付着している虫卵の摂食により感染。 →糞便の衛生的な処理，手洗いの励行が重要。	盲腸に寄生。腹痛，嘔吐，食欲不振，下痢など。
蟯虫	（虫卵が付着した手指による調理）	肛門周辺の皮膚上の虫卵が手指に付着するなどして，経口感染する。 →下着の取り替えが予防対策の一つ。	盲腸，大腸に寄生。雌は産卵のため，夜間ヒトの肛門外に出て周囲の皮膚上に卵を産みつける。掻痒（そうよう）感のため，小児は夜泣きや不眠など，神経不安定症状を呈する。
クリプトスポリジウム	野菜，水など	腸管系に寄生する原虫であり，環境中ではオーシスト（嚢胞体）で存在する。糞便に混じって排泄されたオーシストを経口的に摂取することで感染。飲料水，食品からも感染。オーシストは水道水等の塩素消毒でも死滅しない。熱に弱く60℃・30分の加熱で感染力を失う。	腹痛を伴う水様性の下痢が3日〜1週間続く。
サイクロスポラ	飲料水など	クリプトスポリジウム同様，腸管系に寄生する原虫で，環境中ではオーシストで存在する。外界で成熟したオーシストに汚染された水，食べ物を摂取して感染。糞便中に排泄された時点のオーシストには感染力がない。水道水等の塩素消毒では死滅しない。	水様性下痢，腹痛，嘔吐。

注）　*野菜の肥料として人糞を用いていた時代には，この経路による感染がみられた。

　　　食品への有害物質の侵入は，原料である動植物等の生産・加工・流通のあらゆる段階で起こり得る。地理的にも時間的にも長い経過をたどることが多い。有害物質の量は，検知することができないほど微量の場合も多く，人体への影響も短期には現れないので，実態の把握が困難という面がある。

Column | 口蹄疫

　　口蹄疫とは，家畜（牛，豚，山羊，めん羊，水牛など）や野生動物（ラクダやシカなど）が感染する病気である。原因ウイルスは，ピコルナウイルス科アフトウイルス属の口蹄疫ウイルスである。感染すると，舌や口内，蹄の付け根など皮膚の軟らかい部分に水疱が形成される。この水疱液には多量の感染性ウイルスが含まれており，感染源となる。感染した動物は水疱形成前からウイルスを排出し，接触感染で容易に周囲の動物に感染する。なかでも牛は口蹄疫ウイルスに感受性が高く，豚は牛に比べて低いが，感染後のウイルス排泄量は牛の100〜2,000倍といわれる。

　　口蹄疫が発生した場合は家畜伝染病予防法および農林水産省が定める「口蹄疫に関する特定家畜伝染病防疫指針」に基づき，治療は行われず，すべて殺処分されて感染拡大を防止する。なお，ヒトに感染することはなく，仮に口蹄疫にかかった家畜の肉を食べたり牛乳を飲んだりしても人体に影響はない。

　　平成22（2010）年3月31日，宮崎県の農場で飼養されている牛・豚等について，口蹄疫の患畜および疑似患畜が確認された。その後殺処分対象となった家畜は日を追って増加し，最終的に累計28万9千頭にもなった。口蹄疫が発生した農場では，感染が疑われるとの報告があった時点で家畜の移動が自粛され，口蹄疫にかかった家畜の肉や牛乳が市場に出回ることはないとされた。その後，7月27日をもって宮崎県は家畜の移動・搬出制限を解除し，5月18日から続いていた非常事態宣言も解除した。

　　なお，こうした状況により，「口蹄疫対策特別措置法」（平成22年法律第44号）が制定された。

a かび毒（マイコトキシン）◀ ··

35-56
34-57
33-57
32-59
32-63

　かび類が産生する有毒代謝物をかび毒（マイコトキシン）という。かび類は一般に熱殺菌でき，それ自体には病原性はない。また，かび毒は，約300種が確認されており，穀物やナッツ類を中心に広く検出される。一般に耐熱性で毒性は強い。

● **かび毒症**　　かび毒による急性毒性（真菌中毒症，マイコトキシコーシス）をいう。肝臓障害，腎臓障害，神経毒性，造血機能障害，まれに女性ホルモン様作用，光過敏症などの多様な症状がみられる。ほかに，慢性毒性としてヒトのがん発症との関係が危惧されている。

● **代表的なかび毒**

・アスペルギルス属（麹カビ）から産生されるかび毒　　穀類や豆類のかび毒で，慢性毒性物質であるアフラトキシンが知られている。強い発がん性があり，なかでもアフラトキシンB_1は最も毒性が強く耐熱性（268〜269℃で分解）がある。日本では，食品衛生法で，総アフラトキシンを$10\mu g/kg$を超え

Column ｜ 牛海綿状脳症（BSE）◀

● **牛海綿状脳症**

　遅発性（感染してもすぐ症状は現れず，20カ月齢以上になってからゆっくりと現れてくること），悪性の中枢神経系疾病である。牛の脳の組織にスポンジ状の変化を起こし，起立不能などの症状を示す。異常化した細胞たんぱく（プリオン）が原因と考えられている。牛の成長や乳の分泌を促進させるために，羊の肉骨粉を飼料に混ぜていたことから，感染型プリオンたんぱく質が牛に感染したとみられている。

● **ヒトのプリオン病**

　孤発性，遺伝性，感染性クロイツフェルト・ヤコブ病（CJD）に分類される。認知症や運動失調などが急速に進行し，死に至る。現時点で有効な治療法はない。また，BSE に罹患した牛からヒトへ感染したものとして変異型 CJD があり，日本では平成17（2005）年2月に第1例目が報告された。

● **日本の食品安全対策**

①平成13（2001）年10月：国内の食肉処理場で食用として処理される牛すべてを対象に，延髄の一部を取り出し，異常プリオンを調べるスクリーニング検査が行われるようになった。

②平成14（2002）年6月：牛海綿状脳症対策特別措置法が公布され，BSE の発生および蔓延を防止するとともに，BSE に罹患した牛由来の食肉などが流通しないシステムが確立された。

　・食肉処理時に特定部位（舌と頬肉を除いた頭部，脊髄，回腸遠位部）を除去・焼却することが法令上義務化された。

　・食品の製造者・加工者は牛由来原材料を点検し，特定危険部位の使用または混入が認められた場合には，原材料の変更，当該食品の販売を自粛するなどの措置がとられるようになった。

　・すべての家畜の飼料への肉骨粉の使用が禁止された。

③平成15（2003）年6月：牛肉トレーサビリティ法（牛の個体識別のための情報の管理及び伝達に関する特別措置法）が公布され，国産牛肉の生産・流通の履歴情報が管理・公開されるようになった。

　国内で生まれた牛すべてに固有の識別番号が付けられ，畜産，加工・流通段階から一般の小売店や飲食店まで，識別番号が伝えられることが義務付けられた。これにより消費者は小売店でのパッケージなどに表示されている識別番号から，牛肉の生産・流通の履歴を知ることが可能になった。

④平成25（2013）年6月：異常プリオンを調べるスクリーニング検査の対象が，月齢48カ月超とされた。

⑤平成27（2015）年3月：と畜場法施行規則等の一部を改正する省令の公布・施行により，特定部位から，頭部の皮が除外された。

⑥平成29年2月：牛海綿状脳症対策特別措置法施行規則の一部を改正する省令（平成29年厚生労働省令第7号）の公布により，健康牛に係わる BSE 検査が廃止された（平成29年4月1日より施行）。　◀ 32-59

て含有する食品は第6条2号に違反するものとして取り扱うとしている。また，乳に含まれるアフラトキシン M₁を0.5μg/kgを超えて含有する場合も，同様の取り扱いとして規制されることが新たに決まった（平成28年1月23日から適用）。ピーナッツやピスタチオナッツなどが検査対象食品とされている。

- ペニシリウム属（青カビ）から産生されるかび毒　黄変米毒素を産生するルテオスカイリン，シトレオビリジン，シクロクロロチン，シトリニンなどが知られている。そのほか，条件によっては発がん性を示すオクラトキシン A，りんごの腐敗菌であるパツリン（りんごジュースで0.050ppm 以下の規格基準がある，p. 6，**表A−2**参照）などがある。なお，オクラトキシン，パツリンはアスペルギルス属からも産生される。
- フザリウム属（赤カビ）から産生されるかび毒　赤かび病の原因となる。麦類から比較的高濃度に検出されるデオキシニバレノール（DON）がある。小麦で1.1ppm 以下とする**暫定的**な基準値が設定されている。そのほかに T−2トキシン，フザレン-X，フモニシン，ゼアラレノンがあり，胃腸炎症状，白血球の減少等があり，フモニシンとゼアラレノンはとうもろこしに多くみられ，フモニシンは免疫毒性，神経毒性，ゼアラレノンは内分泌攪乱物質の1つで強いエストロゲン活性を有し，生殖障害を起こす。日本での基準値はない。
- 麦角菌から産生されるかび毒　ライ麦などに寄生して産生される麦角アルカロイド（エルゴタミンなど）がある。下痢，腹痛，けいれん，流産・早産等を引き起こす。

●**かび毒への対策**　ほとんどのかび毒は通常の調理加工条件下では分解しない。そのため，原料段階でのかび毒による汚染原料の目視選別・近赤外線分析等による機械選別による除去と，原料保管中の有害カビの発育を抑制するために，低湿度かつ低温で保管することが，防止対策として有効である。

b 化学物質

1 残留農薬

●**農薬とは**　害虫，有害微生物，雑草などを防除し，農業の生産性を高めるために使用される。

- 使用目的別の分類　殺虫剤，殺菌剤，除草剤，殺鼠剤，成長促進剤，発芽抑制剤，落果防止剤，害虫忌避剤，化学不妊剤など。
- 化学構造的な分類　有機塩素系，有機リン系，カルバメート系，ジチオカルバメート系など（**表E−1**）。

●**農薬による中毒**　農薬は，農産物に関与する生物群に毒性を有し，人畜に対しても有毒性をもつ。また，過失などにより食品に農薬が混入して急性中毒を起こす危険性がある。さらに問題なのは，使用した農薬が農作物中に残留して長期にわたって摂取されることによる慢性中毒である。

暫定的
自然界から産生される毒素や化学物質等の基準値が確定していないので，とりあえず定めておくこと。

表E-1　主な農薬の種類

	主なもの	主な用途	特　徴
有機塩素系農薬	DDT*1，BHC*2，ドリン剤（アルドリン，ディルドリン，エンドリン）	殺虫剤	環境中での残留性が高く，植物，動物体内に蓄積しやすく，生物濃縮が起こりやすい。日本では使用禁止となっている。
有機リン系農薬	マラチオン，フェニトロチオン，パラチオン*3	殺虫剤	環境や生体内で分解されやすく，蓄積性はないが，毒性は強い。中枢抑制による呼吸困難などを起こす。
カルバメート系農薬	カルバリル	殺虫剤，除草剤，殺菌剤	アセチルエステラーゼの活性阻害により，アセチルコリンが蓄積し，殺虫効果を示す。

注）　*1　ジクロロジフェニルトリクロロエタン
　　　*2　ベンゼンヘキサクロライド
　　　*3　現在は特定毒物に指定され，使用禁止，製造中止となっている。

　食品汚染物質として問題視された農薬として，DDT（ジクロロジフェニルトリクロロエタン），BHC（ベンゼンヘキサクロライド），ドリン剤などの有機塩素系の殺虫剤がある。これらの農薬は農産物生産の増大や経済成長に大きな貢献を果たしたが，自然分解されにくいことや動植物の体内に蓄積されることから食物連鎖により**生物濃縮**が起こり，動植物を通して人体に危害を生じるおそれのあることが判明し，使用，製造ともに中止となっている。

生物濃縮
生きている生物が，外界から取り込んだ物質を環境中よりも高い濃度で生体内に蓄積すること。生体濃縮ともいい，農薬やPCB（ポリ塩化ビフェニル）等でみられる。

●**農薬の使用基準**　農林水産省に登録されている市販農薬は，有効成分として528種類〔令和4（2022）年9月30日末現在，資料：独立行政法人農林水産消費安全技術センターより〕，有効登録件数として4,290件（品目）ある〔令和元（2019）年9月末現在，資料：令和元年度農林水産省年報より〕。いずれも使用基準が設定されている。登録時に対象作物が限定され，また安全使用基準や残留基準（ポジティブリスト制度）などが設定されている（p.51, E-f参照）。

　なお，輸入農産物では，流通中の腐敗防止，カビ発生防止などのために，ポストハーベスト（収穫後に農薬を散布すること）が行われることがあり，日本で禁止されている農薬を使用している場合もある。

●**農薬の残留基準**　平成18（2006）年5月29日，厚生労働省は農作物ごとに801の農薬等の残留基準値を設定した。現在，見直しにより760の農薬等に残留基準値が設定されている〔令和2（2020）年12月現在〕。

　適合しない場合や残留基準を超える農薬が検出された場合には，農作物を処分している。DDT，BHC，ドリン剤などの有機塩素系の主要食品中の濃度は着実に減少している（全国平均値の経年推移による）。

　一方，実際の食生活の中で国民が口にすることになる残留農薬等の量を調査し，食品の安全性の確認，設定された残留基準の妥当性の検証のため，平成3（1991）年度からマーケットバスケット調査という農薬等の一日摂取量調査が行われている。その結果によると，日本人の実際の農薬等の摂取量は，科学的な安全レベルである一日摂取許容量（ADI）に比べて大幅に低く（p.54），健康確保に支障はないと考えられている。

◀1 33-57

有機溶媒
非水溶性の物質をよく溶かす液体であること，および常温常圧下で揮発性に富み，溶剤を除去すると溶解していた物質は元のまま回収できること等の性状をもっているもの。有機溶剤ともいう。

親和性
1つの化学物質が，1つの細胞や組織に対して容易にあるいは選択的に結びつこうとする性質の強さのこと。

絶縁性
電気伝導度または熱伝導度が十分小さいもの，あるいはないものを指す。PCBはこの例である。

カネミ油症事件
昭和43(1968)年，カネミ倉庫(本社 北九州市)の米ぬか油製造工場で，熱媒体に使っていたPCB(鐘淵化学工業製)が食用油に混入し，西日本一帯で食用油を摂取した者に吹き出物やしびれなど塩素化合物特有の中毒症状を訴える者が続発した事件。

◀2 36-55
32-59

*解説は p. 47

2 PCB (polychlorinated biphenyl；ポリ塩化ビフェニル) ◀1

ビフェニルに最高10個までの塩素を置換した10〜20種類の化合物の混合物で，不溶性，**有機溶媒**との**親和性**大，不燃性，**絶縁性**良好などの物理化学的特性をもつことから，航空機，車両，複写機など幅広い用途に用いられた。

しかし，PCBは毒性が高いことや人体に蓄積しやすいこと，発がんなど健康への悪影響が明らかとなり，第1種特定化学物質に指定され，使用，製造，輸入が原則禁止されている。PCBが原因となった中毒事件としては，昭和43（1968）年に発生した**カネミ油症事件**がある。

3 有害性金属 ◀1, 2

有害性金属は，比較的低濃度で生物学的に毒性を示すもので，水銀，ヒ素，カドミウム，銅，クロム，鉛などである。

●水銀（Hg） 一般食品の水銀含有量は穀類，野菜，果物などで0.02ppm（1ppmは100万分の1を表す）以下，魚介類では0.01〜0.4ppmのものが多い。中毒量は成人で5mg，致死量は150〜300mgとされる。昭和48（1973）年に魚介類に対する水銀の暫定的な基準値が設けられた。また，平成17（2005）年には厚生労働省から妊婦の魚介類摂食と水銀に関する注意事項が示された（下記Column参照）。

水銀中毒事件としては，**水俣病***，**新潟水俣病***が有名である。水俣病，新潟水俣病とも，アセトアルデヒドを合成していた化学工場からメチル水銀が排水中に流出し，周辺の海域や水域を汚染し，さらに食物連鎖により生物濃縮された魚介類が有毒化し，それを摂取したヒトに中毒症状を与えるに至った。

○ **Column │ 妊婦への魚介類の摂食と水銀に関する注意事項** ◀3

魚介類を通じた水銀摂取が胎児に影響を与える可能性を懸念する報告がなされている。妊婦または妊娠している可能性がある人が注意すべき魚介類の種類とその摂取量の目安について，次のように厚生労働省より示されている（1回80g摂取するとした場合）。

・バンドウイルカ：2か月に1回まで
・コビレゴンドウ：2週間に1回まで
・キンメダイ，メカジキ，クロマグロ，メバチ（メバチマグロ），エッチュウバイガイ，ツチクジラ，マッコウクジラ：週1回まで
・キダイ，マカジキ，ユメカサゴ，ミナミマグロ，ヨシキリザメ，イシイルカ，クロムツ：週2回まで

（参考1）マグロの中でも，キハダ，ビンナガ，メジマグロ（クロマグロの幼魚），ツナ缶は通常の摂食で差し支えないので，バランスよく摂食する。

（参考2）魚介類の消費形態ごとの一般的な重量は次の通り。

寿司，刺身：一貫または一切れ当たり15g程度
刺身：一人前当たり80g程度
切り身：一切れ当たり80g程度

なお，これらの注意事項は，胎児の健康を保護するためのもので，子どもや一般の人については，通常食べる魚介類によって，水銀による健康への悪影響が懸念されるような状況ではない。

［薬事・食品衛生審議会食品衛生分科会，乳肉水産食品部会：妊婦への魚介類の摂食と水銀に関する注意事項
（平成17年11月2日，最終改正平成22年6月1日）］

◀3 35-56

● **ヒ素（As）**　一般に食品には0.5ppm程度の含有であるが，海産物には特に高濃度に含まれる場合がある。いかやえびで10ppm，こんぶやひじきで50ppmを超える。成人での中毒量は5〜50mg/日である。代表的な野菜や果物に，残留基準値が定められている。中毒事件としては，昭和30（1955）年に岡山で発生したヒ素入り粉乳事件がある。中毒症状は発熱，食欲不振，貧血，皮膚の発疹，色素沈着，下痢，腹部膨満などである。毒性は，無機ヒ素（3価）＞無機ヒ素（5価）＞有機ヒ素である。

● **カドミウム（Cd）**　食品では，海産動物の内臓で検出される。急性毒性の発現は，成人で3mgである。米，清涼飲料水でCdについての成分規格が定められている（米，玄米　0.4ppm以下，清涼飲料水では検出しない）。カドミウムが原因となった中毒事件として，昭和30（1955）年の**イタイイタイ病**がある。

● **スズ（Sn）**　缶詰のメッキが溶け出して中毒を起こした例がある。清涼飲料水のSn含量は，150ppm以下と定められている。

● **トリブチルスズオキシド（TBTO）**　TBTOは，船底に貝類が付着するのを防ぐ塗料として使用されていたが，海洋汚染，生物への長期毒性，蓄積性が指摘され，魚介類の催奇形性（養殖はまちの奇形）が問題化した。第1種特定化学物質に指定され，製造・輸入が全面禁止になっている。

4 抗生物質，合成抗菌剤

　畜産物，水産物の効率的な生産や安定供給を目的とし，動物用医薬品が利用されている。動物用医薬品のほとんどを占めるのは合成抗菌剤，抗生物質などの**抗菌剤**である。抗菌剤が広く利用されるようになり，それに対する**耐性菌**の出現や，菌交代症，アナフィラキシーショックの発症といった問題が出てきている（下記Column参照）。

　食品衛生法第13条に基づく成分規格において「食品は抗生物質又は化学的合成品たる抗菌性物質及び放射性物質を含有してはならない」と定められている（p.87，**参考資料3**参照）。

　しかし，平成8（1996）年，抗生物質オキシテトラサイクリンを含む6品目の動物用医薬品について，肉や卵などの特定の食品に限定し，FAO/WHOの国際基

*用語出現はp.46

水俣病*
有機水銀中毒事件。昭和28（1953）年ごろより熊本県水俣市の水俣湾周辺の漁民の間に発生した特異的な中枢神経疾患。主症状は有機水銀特有のハンター・ラッセル症候群で，四肢末端の知覚異常としびれ，言語障害，求心性視野狭窄，難聴，嚥下困難など。重症時にはけいれんを起こして死亡する場合もある。

新潟水俣病*
第2水俣病。昭和39（1964）年，新潟県阿賀野川下流領域にも同様の中毒事件が発生。低級アルキル水銀化合物による中毒。

イタイイタイ病
昭和30（1955）年ごろから富山県神通川流域の高年齢の経産婦に発生した公害病。原因は神通川上流の金属鉱山の排水中に存在したカドミウムで，河川，魚，流域でとれる米を汚染した。症状は激しい疼痛と尿たんぱくの出現，および貧血，骨の萎縮，脱灰である。

抗菌剤
→ p.4　抗菌性物質と同様。

耐性菌
化学薬品，抗生物質，物理的影響あるいはバクテリオファージ等に感受性の低い菌をいう。薬剤に対しては，ブドウ球菌，結核菌等が有名。

◯ Column ｜ **アナフィラキシー，菌交代症**

　アナフィラキシーや菌交代症は，ある種の抗生物質，合成抗菌剤によって起こる副作用の一種である。アナフィラキシーとは，一度投与した薬剤によって生体が抗体をつくり，再び投与されたときに激しい抗原抗体反応を起こす現象をいい，免疫グロブリンE（IgE）が主として関与している。

　重篤な場合にはアナフィラキシーショックの状態に陥り，循環不全，低血圧，呼吸困難などの症状が現れ，死亡することもある。

　他方，テトラサイクリン系のような多種類の菌に対して効果を示す広域抗生物質を連用したような場合に，標的とする病原体は減少または消失するが，一方で増殖できなかった菌や薬剤耐性菌などが増殖し，新たな感染症に発展する現象が起こる。このような疾患を菌交代症という。

準をそのまま残留基準として定めている。このように，例外的に残留が認められるものも出てきた。その後，品目が増え，抗生物質，合成抗菌剤，内寄生虫用剤，内部・外部寄生虫用剤，ホルモン剤の動物用医薬品について，残留基準値が設定されている。

5 ダイオキシン類

発がん性や**催奇形性**を有する，毒性の著しく高い塩素化合物である。さまざまな廃棄物の焼却などの際に非意図的に生産される場合が多い。その毒性には，発がん作用の促進，**内分泌攪乱作用**，**免疫毒性**，**生殖毒性**が指摘されている。

ダイオキシン，PCBなどの有機塩素系化合物は脂質との親和性が高く，生体内では脂肪組織に蓄積されやすい。厚生労働省の調査によれば，ヒトが食品から摂取するダイオキシン類の総量の約70%は，魚介類に由来するといわれている。

ダイオキシン類以外に低濃度で内分泌攪乱作用を有する化学物質としては，DDT，PCB，TBTO，ビスフェノールA，ノニルフェノール，フタル酸エステル類，スチレン類などがある。

6 ストロンチウム90

ストロンチウム90は，人工的につくられる放射性同位体であり，原子力電池の燃料として使用される。カルシウムと同じアルカリ土類金属に属し，さらに似た性質（骨への親和性が高いなど）を示し，腸管から吸収され，骨に沈着する。そのため，骨髄の造血機能障害や骨のがんを誘発する危険性が指摘されている。さらに，物理的半減期（放射能が半分に減じる期間）が約28年と長いため，ヒトの体や環境の汚染が懸念されている。

c 有害元素・放射性物質

核爆発実験や原子力発電所，核兵器工場などの不慮の事故により環境中へ放出された放射性物質は，大気，水，土壌などを汚染する。これらが直接または食物連鎖により農畜産物や魚介類に取り込まれ，食品の放射能汚染が引き起こされる。放射性物質は生物濃縮されるものが多く，食品とともに体内に取り込まれた場合，内部被曝が問題となる。

飲食物汚染に関係するものは，ヨウ素131，ストロンチウム90，セシウム134と137である。ヨウ素131は物理学的半減期が8日と短いが，牛乳や生鮮野菜の汚染が高く，生体中では甲状腺機能障害をもたらす。前述したように，ストロンチウム90の物理学的半減期は約28年と長く，カルシウムと似た性質をもつため，骨髄の造血機能障害を引き起こす。セシウム137の物理学的半減期は30年と長く，カリウムに似た性質をもつため，生体では筋肉に分布し，生殖腺障害を引き起こす。

1986年に旧ソ連のウクライナ共和国で起きたチェルノブイリ原子力発電所の事故により，日本の輸入食品中の放射能濃度の暫定限度はセシウム134と137（物理学的半減期2年）の合計値で370Bq/kg以下と設定された。また，平成23（2011）年3月11日14時46分に発生した東日本大震災によって被害を受けた福島

◀ 35-56
33-57

催奇形性
種々の外因が発生途上の胎芽や胎児に作用して奇形がつくられる場合に，その外因は催奇形性を有しているという。外因には放射線やウイルスなどがある。

内分泌攪乱作用
化学物質で従来の急性毒性や発がん性などの基準よりもはるかに低い濃度でヒトや野生動物の内分泌系を乱す作用があるもの。農薬や有機塩素系化合物が知られている。

免疫毒性
ある化学物質等の作用により，抗原刺激を加えても，それに対応する抗体の産生や細胞性免疫の成立が起こらない状態をいう。

生殖毒性
ある化学物質の作用により，生殖機能障害による個体数の減少，雄性化，雌性化，精子数の減少等が起こること。

第一原子力発電所から発生した放射性物質により，暫定規制値から放射性セシウムの新基準値が設定された（p. 112，**参考資料** 8 参照）。

d 食品成分の変化により生ずる有害物質 ◀

◀ 35-56
34-57
32-59

食品中に本来存在する成分の中には，保存中の酸化，食品の生理的代謝や細菌，加工調理などの作用によって有害物質に変化するものがある。

● **ヒスタミン**　アレルギー様食中毒（p. 38参照）の主要な原因物質である。さば，かつお，いわしなどに多く含まれる遊離ヒスチジンが，細菌の増殖に伴って脱炭酸化されて生成する有害アミンである。

　中毒症状としては，食後30〜60分の潜伏後，まず眼瞼，耳たぶ，口の周りなどの熱感，眠気，酩酊感が起こる。その後，顔面・上半身の紅潮，発疹，頭痛などのアレルギー様症状を示すのが特徴である。下痢，腹痛などの胃腸炎症状はほとんどみられない。一般的に 6 〜10時間，遅くとも24時間以内に回復する。

● **ニトロソ化合物**　亜硝酸と第二級アミンおよびアミド類との反応で生成し，N-ニトロソアミン類と，N-ニトロソアミド類に大別される。アミンやアミド類は魚類に由来し，亜硝酸は野菜類に存在する硝酸塩が還元されるか，発色剤として用いられている亜硝酸塩類に由来する。このほか，唾液中には亜硝酸塩が存在し，亜硝酸塩の供給源となっている。胃の中の酸性環境でそれぞれが反応してニトロソ化合物を生成する。強い発がん性が知られている。

　一方，ビタミン C の同時摂取で，生成が抑制されることが報告されている。

● **過酸化脂質**　油脂の**酸敗**における大きな要因は空気中の酸素である。促進因子としては，熱，光（紫外線），食品中の酵素（リパーゼ，リポキシゲナーゼ）や金属（鉄，銅）などがある。

　油脂を空気中に長時間放置したり，加熱したりすると，臭気発生，着色，粘度変化といった品質劣化が起こり，毒性が発現することがある。

　不飽和度の高い脂肪酸は自動酸化を受けて，過酸化物価（p. 22）が上昇する。生成された過酸化脂質は，生体内で酵素の不活性化，高分子化合物の**架橋反応**による変性など，有害な作用を起こす。

● **ベンゾ（a）ピレン**　化石燃料などの燃焼時に生成され，大気汚染物質でもある，多環状芳香族炭化水素の一つである。燻製品や焼き魚中にも微量ながら含まれ，強い発がん性を有している。

● **たんぱく質の加熱分解物**　アミノ酸あるいはたんぱく質の加熱分解，焼肉

酸敗
油脂を長く放置した際に，空気中の酸素の作用により，酸味を生じ，味の低下が起こり，臭気や着色なども伴い酸価が高くなること。

架橋反応
橋かけのこと。鎖状構造をもつ天然および合成高分子を何らかの方法で結びつけ，新しい化学結合をつくる反応。この方法により化合物の物理的・化学的性質を変えることができる。

○ **Column** | **油脂の自動酸化による変質の防止策**

　油脂の自動酸化による変質の防止策としては，①着色包装による遮光，②低温保存，③キレート剤による金属の除去，④空気の遮断（脱気，真空，包装，不活性ガス，脱酸素剤の使用など），⑤酸化防止剤（ビタミン E など）によるラジカルの捕捉が考えられる。

変異原性
ある種の生物材料に突然変異性を誘発する能力のこと。これを起こすものとして，化学物質，放射線，紫外線等がある。

曝露（曝露）
広くは，感染源または有害な汚染物質に曝されることをいう。環境汚染物質の大気，水，食品等からの摂取についても，人体曝露量等というように使われている。

やステーキなどの中から**変異原性**の強い一連の複素環状アミンが分離される。その中の Trp-P-1，Glu-P-1 などには発がん性が認められる。

● **クロロフィル分解物**　　クロレラ加工品やあわびなどの中腸腺に含まれるクロロフィル分解物（フェオホルビド，ピロフェオホルビド）により，光過敏症（日光に**曝露**後，皮膚に炎症が起こる）が起こることがある。

● **アクリルアミド**　　高温加熱により，炭水化物を多く含む食品中（ポテトチップス等）に含まれているアミノ酸の一種であるアスパラギンと果糖，ブドウ糖などの還元糖が反応してアクリルアミドが生成される。アクリルアミドには，神経毒性，発がん性があるといわれている。

● **ヘテロサイクリックアミン（MelQX）**　　魚の焼け焦げから抽出されたがん原物質の一つであり，高熱で焼いた肉類でも形成される。これによる発がんは，抗酸化物質によって抑制されることが知られているので，酸化的 DNA 傷害に起因するものと推定されている。

ⓔ 混入異物

異物とは，原料，製造，保管，流通の各段階での不適切な環境や取り扱いを伴って，製品中に侵入，または混入したあらゆる有形の外来物である。

食品衛生法では，不潔，異物の混入または添加その他の事由により，人の健康を損なうおそれがあるものは販売してはならないとしている（第6条第四号）。

● **混入異物の種類**

①動物性異物　　ダニ・動物の毛（アレルギー源となる），ネズミの糞（不快異物であり，重大視される）など。

②植物性異物　　異種植物の種子，わらなど。

③その他の異物　　土砂，金属，ガラス，プラスチック片，ゴムバンドなど。物理的に影響が大きく，不快異物ともなる。また，髪の毛も不快異物であり，衛生管理状況が反映される重大なものである。

● **混入異物の防止対策**　　従業員の衛生教育の徹底をはじめ，破片の飛散を防ぐための防止措置やフィルターの使用，機械設備の保守点検や金属探知機の使用，目視による確認，殺虫・殺鼠剤の使用，施設構造の点検，動物の巣の除去などがある。

● **混入異物の実態**　　国民生活センター発行の年次報告書「消費生活年報2022」の調査（2021年度）によると，「異物の混入」は270件（14.0%）で，最も多い食品群は，「調理食品」78件，次いで「菓子類」32件，「外食」24件などに関するものが多い。インターネット通販で購入したフリーズドライの味噌汁にステンレス製の金属片が混入，コンビニエンスストアで購入したチャーハンに細いプラスチックが混入していた，などの異物混入の事例があげられている。

f 残留農薬；ポジティブリスト制

　平成15（2003）年に改正された食品衛生法第11条第3項および厚生労働省の関係告示により，食品に残留する農薬等（動物用医薬品，飼料添加物を含む）のポジティブリスト（使用許可品目リスト）制度が規定され，平成18（2006）年5月29日に施行された。これにより，食品に残留する農薬等に残留基準が設定された。なお，平成30（2018）年6月の改正で食品衛生法第11条は第13条となった。

> 補足　ポジティブリスト制度導入後に，新規に残留基準を設定した農薬等（100品目）も含めると，残留基準が設定されている農薬等は合計760品目ある〔令和2（2020）年12月現在〕。ポジティブリスト制度導入時に暫定的に残留基準が設定された農薬等については，平成18年以降計画的に食品健康影響評価を内閣府食品安全委員会に依頼し，その結果を踏まえ，順次，薬事・食品衛生審議会の審議を経て残留基準の見直しを進めている。令和2（2020）年12月現在，累計で699品目の農薬等に係る食品健康影響評価を依頼しており，その結果を踏まえて残留基準を改正した農薬等は491品目である（厚生労働省：食品中の残留農薬等を参照）。

　また，残留基準がない農薬等については，一定量の基準が設定された。これらの基準を超えた量を含む食品は，出荷停止・回収等を行うことがある。なお，厚生労働大臣が指定する，ポジティブリスト制度の対象外の農薬等も存在する（図E-1）。

- ●**残留基準**　食品の成分にかかわる規格が定められている760の農薬等〔令和2（2020）年12月現在〕について，国際基準などを基に残留基準を設定。残留基準を超えて農薬等が残留する食品の販売等は禁止。
- ●**一律基準**　いずれの食品にも残留基準が定められていないものや，一部の食品に残留基準が定められている農薬等が残留基準の定めのない食品に残留する場合について，一律基準として0.01ppm（食品1kg当たり農薬等が0.01mg

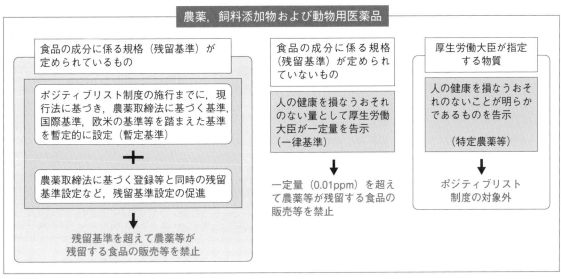

図E-1　ポジティブリスト

含まれる濃度）を設定。これを超えて農薬等が残留する食品の販売等は禁止。

●**対象外物質**　　農薬として使用され，食品に残留した場合であっても，摂取したことにより人体に影響を及ぼすおそれのないものについては本規定の対象外となった。70の農薬等が対象外物質として設定されている。

Ｆ　食品添加物

食品添加物とは，「食品の製造の過程において又は食品の加工若しくは保存の目的で，食品に添加，混和，浸潤その他の方法によって使用する物をいう」とされている（食品衛生法第4条第2項）。

ａ 食品添加物の役割

食品添加物は食品の保存性や品質の安定化，加工性などを高めるといった効果がある。一方で，短期的または長期的に一定量以上摂取することによる毒性の出現といった問題を生じる添加物も存在している。

ｂ 安全性評価；毒性試験，無毒性量（NOAEL），一日摂取許容量（ADI），使用基準[1]

◀1 33-58
　32-55

食品添加物は不特定多数のあらゆる人が，食品を通じ，たとえ微量でも毎日摂取する可能性がある化学的合成品である。そのため，食品添加物の安全性の評価，確保が重要である。安全性に関する試験としては次のものがある。

◀2 35-57

1 毒性試験[2]

①一般毒性試験

●**28日間反復投与毒性試験・90日間反復投与毒性試験**　　げっ歯類（ラットなど）と非げっ歯類（主に犬）を用い，試料を飲料水または飼料に加え，28日間または90日間にわたって投与する。飼育期間中は飼料摂取量，体重の変動，動物の挙動，死亡状況などを観察する。試験期間終了後は解剖し，その所見，

Column | **食品添加物の食品中での保存状態**

①そのままの状態で存在するもの：食品の腐敗や変敗の防止，または食品の強化などの目的で使用された食品添加物は，食品中に長く存在して効果を発揮する必要がある。
　　例）保存料，殺菌料，酸化防止剤など。

②分解して効果を発揮するもの：食品中に添加使用した食品添加物自体が分解して効果を発揮する。使用量の制限があり，最終食品の完成前に分解または除去することという基準がある。
　　例）臭素酸カリウム（小麦粉の漂白に使用される品質改良剤）など。

③最終食品に残らないもの：使用しても最終製品から除去されたり，食品の製造過程で使用されるもの。食品添加物であるが，完全な中和によって食品には全く残らない。なお，最終食品に残らない添加物でも，それが不純で有害物質を含んでいる場合，食品中に混入，残存する可能性が出てくる。それを防止するために，一定の規格に適する品質のもののみを使用する。
　　例）硫酸（水あめの製造過程でデンプンの加水分解に使用），塩酸（みかん缶詰の製造過程で内皮の剝皮に使用）など。

各臓器の重量，病理解剖所見，血液検査，血清生化学的検査などを行う。

● **1年間反復投与毒性試験**　慢性毒性試験に相当する。比較的微量の試料を長時間にわたって動物に連続投与する。実験動物にはげっ歯類と非げっ歯類を用いる。試料の生体に対する影響と，生体に全く影響を与えない最大量（無毒性量；NOAEL）を推定する。実験動物の体重1kg当たりmgで示す（②**無毒性量**参照）。

②**特殊毒性試験**

● **繁殖試験・催奇形性試験**　次世代に対する影響を調べる目的で行う。

・**繁殖試験**　試料を実験動物の雌雄に投与し，生殖機能，妊娠率，分娩，哺育，離乳，出産後の新生仔の生育に及ぼす影響を調べる。

・**催奇形性試験**　妊娠動物に試料を投与し，その胎仔の外形や骨格など形態的影響について調べる。

● **発がん試験**　実験動物に一生涯にわたって試料を投与し，発がんの有無を調べる。

● **変異原性試験**　発がん性物質を検索するための簡易な第一次スクリーニングテストとしての変異原性試験には，エイムステスト（Ames test）が用いられる。

　エイムステストでは，微生物を用いる。発がん性と高い相関性をもち，短時間で結果が得られ，費用や労力も少ない。微生物を利用する方法のほかに，動物の培養細胞を用いる染色体異常試験などがある。

● **その他**

・**抗原性試験**　試料にアレルギー原性（抗原性）があるかどうかを調べる。

・**一般薬理試験**　中枢あるいは自律神経系に及ぼす影響など，実験動物の成長を妨げる性質の有無を調べる。

・**体内動態試験**　体内での分布，代謝，排泄などを調べる。

② **無毒性量（NOAEL）** ◀ 35-57

　無毒性量（NOAEL；no observed adverse effect level）とは，ある被験物質について動物を用いて実施した慢性毒性試験（長期反復投与毒性試験）の結果から，毒性の現れない最大投与量を示し，実験動物における体重1kg当たりのmg数（mg/kg）で表す。

　通常は，種々の動物種に対し実施した試験において得られたそれぞれの無毒性量のうちで最小の値をその被験物質の無毒性量とする。

　似た用語に最大無作用量（NOEL；no observed effect level）や最小毒性量（LOAEL；lowest observed adverse level）がある。NOEL は，同様な毒性試験を実施した場合における対照群に対し，被験物質投与群に生物学上何の影響も与えない最大投与量を示す。また，LOAEL は，同様な毒性試験を実施した場合における対照群に対し，被験物質投与群に有害影響が認められた最小投与量を示す。一般的には NOAEL≧NOEL の関係にある。

◀1 35-57 ③ 一日摂取許容量（ADI）◀1

　一日摂取許容量（ADI；acceptable daily intake）とは，ある物質の一定量を一生涯にわたって毎日摂取しても健康に何ら影響が現れないと類推した量で，食品添加物の使用量，農薬の残留許容量などを設定する際の重要な因子である。食品添加物の摂取量は，このADIを超えなければ安全と考えられており，使用基準では一日総摂取量は通常ADIの1/2～2/3程度に抑えられている。

　一年間反復投与毒性試験の結果から得た実験動物に何ら影響を及ぼさないNOAELに，通常安全係数（安全率）を1/100として乗じたもの*で，一日体重kg当たりmg（mg/kgまたはmg/kg/日）として示される。

> 補足 | *安全係数100の根拠：ヒトと動物の感受性の相違を1/10，ヒトの個人差（性差，幼児・高齢者など）を1/10とみて設定された。なお，十分な動物実験のデータが得られていない場合などには，安全性を考慮して安全係数を200あるいは500とする場合もあり，一方で，対象が動物の生体成分である場合などには安全係数を10とする場合もある。

④ 使用基準

　使用基準は，過剰摂取することにより人体への影響が生じないようにするため，食品添加物の使用に制限を与えるものである。食品添加物には，使用基準のあるものとないものがある。使用基準のあるものに関しては，食品添加物ごとの使用基準が**食品添加物公定書**に収載されている。その中では，使用できる・使用できない食品の種類の制限（対象食品），食品に対する最大使用濃度・最大使用量の制限（使用量），使用目的または使用方法の制限（使用制限）の中から必要に応じ個々の食品添加物ごとに基準が示されている。これらの基準は，ADIを超えることがないように設定する必要があることから，食品添加物を含有するそれぞれの食品の生産量や輸入量に加え，国民健康・栄養調査に基づく喫食量推定値などを基に食品添加物ごとの摂取量を推定し，使用量の上限値として設定している。また，食品本来のもつ品質をごまかす目的のために使用させないための制限も，使用基準として設定している。

食品添加物公定書
食品衛生法第21条の規定に基づき，厚生労働大臣が作成するとされていた食品添加物の規格・基準が収載された書物。平成21年の法改正により，厚生労働大臣および内閣総理大臣が作成することとなった。

◀2 34-53　**C 食品衛生法による分類と表示**◀1,2 ･････････････････････････････
　34-58
　33-58

① 分類

　食品添加物は，**図F-1**のように，指定添加物（厚生労働大臣が指定した添加物）

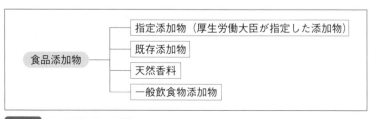

食品添加物
├ 指定添加物（厚生労働大臣が指定した添加物）
├ 既存添加物
├ 天然香料
└ 一般飲食物添加物

図F-1 食品添加物の種類

と，既存添加物・天然香料・一般飲食物添加物の4種類に分けられる。日本では，指定添加物と，既存添加物・天然香料・一般飲食物添加物の各名簿等に収載されたもののみ添加物として使用が認められている。

　化学的合成品に関しては厳しい規制があり，すべて指定添加物に含まれる。天然由来のものは，経験的に安全性が明らかなものが多いとされている。

●**指定添加物**　ヒトの健康を損なうおそれがなく，かつその使用が消費者に何らかの利点を与えるものとして，厚生労働大臣が安全性と有効性を確認して指定した添加物をいう。令和4（2022）年8月30日現在473種類ある。

●**既存添加物**　食品衛生法では指定されていないが，平成7（1995）年の食品衛生法改正以前に使用されていた，天然物から取り出される添加物で，改正後も続けて使用することを例外的に認められた「既存添加物名簿」に載っている添加物をいう。当初489品目が収載されていたが，平成15（2003）年の法改正で，安全性に問題があると判明した場合やすでに使用実態のない場合，既存添加物名簿からの削除が可能となった。令和2（2020）年2月26日現在357品目である。

●**天然香料**　動物または植物から得られたもの，あるいはその混合物で，食品着香の目的で使用される「天然香料基原物質リスト」に収載の添加物をいう。

●**一般飲食物添加物**　一般に食品として飲食に供されるものであって，添加物として使用される「一般飲食物添加物品目リスト」に収載されているものをいう。通常は食品として食べられるものを，食品添加物と同じような働きを期待して食品の製造などに使用する場合に，食品衛生法では食品添加物として扱う。

2 食品添加物の表示

　食品表示法に基づく表示基準により，原則として食品に使用した添加物はすべて表示することとなっている。

●**表示の方法**

①名称による表示　物質名（例：L-アスコルビン酸ステアリン酸エステル），広く使用されている品名・簡略名（例：アスコルビン酸エステル，ビタミンC，VC），立体配置記号の省略などでの表示（p.105，**参考資料5**参照）。

②用途名併記による表示　甘味料，着色料，保存料，増粘剤，酸化防止剤，発色剤，漂白剤，防かび剤として使用したものについては，用途名を併記する〔例：漂白剤（亜硫酸塩）〕。

③一括名による表示　イーストフード，ガムベース，かんすい，苦味料，酵素，光沢剤，香料，酸味料，チューインガム軟化剤，調味料，豆腐用凝固剤，乳化剤，水素イオン濃度調整剤，膨張剤については，一括名による表示が認められている。

④その他

・ばら売り販売食品への表示　サッカリンまたはサッカリンナトリウムを含む食品，ジフェニル，オルトフェニルフェノール，オルトフェニルフェ

ノールナトリウムまたはイマザリルを使用したかんきつ類，バナナにはそれぞれに使用表示が指導されている。

・アスパルテームを含む食品　L-フェニルアラニン化合物である旨の表示が必要である。

●表示が免除される場合

①使用しても最終食品に残留しないもの。

②残留してもその食品に影響を及ぼさない加工助剤や**キャリーオーバー**。

③栄養の強化の目的で使用されるビタミン，ミネラル，アミノ酸など。

> 補足　添加物の表示方法：①原材料名の項目とは別に添加物の項目名を設け，原則として，食品に使用した全ての添加物についての物質名を，添加物中における重量の割合の高いものから順に表示する。②添加物の項目名を独立して設けず，原材料の項目名中で原材料とは別欄にするなど，明確に区分した状態で表示する。

③ 食品添加物の指定基準

化学的合成品を新たに食品添加物として指定する場合は，厚生労働大臣の諮問機関である薬事・食品衛生審議会で審議が行われ，その上で可否が判定され，これを厚生労働大臣に答申し決定される。指定基準は，①**安全性**，②**消費者に対する利益**，③**使用した場合の効果**，④**分析による確認**の4つの視点からなっている（p. 60，Column 参照）。

④ 食品添加物の成分規格，使用基準

●**成分規格**　食品添加物中の不純物による危害を防止するとともに，一定の品質を維持するため，食品添加物として指定された化学的合成品，ならびに一部の既存添加物には成分規格が定められている。

●**使用基準**　指定添加物の約2/3に使用基準があり，その他の添加物にも使用基準（使用できる食品，使用量の上限など）があるものがある。

使用基準は，次のように決められる。

①動物実験で，実験動物の NOAEL を求める（p. 53参照）。

②NOAEL に 1/100を掛けて，ADI を求める（p. 54参照）。

③ADI に，日本人の食品摂取状況や添加物の効果を考慮して，添加物ごとに，使用できる食品，使用基準値，使用方法などを決める。

使用基準，製造基準，成分規格，保存基準，表示基準などが食品衛生法により定められ，**食品添加物公定書**に収載されている。また，使用基準が設定されている食品添加物でも，**特別用途食品**（**特定保健用食品**，病者用食品など）で使用するために例外規定が設けられているものや，**保健機能食品**に使用するために例外規定を設けるよう要請されているものがある。

d 種類と用途

◀ 36-56
　35-15
　34-58
　33-58
　32-60

① 食品添加物の種類と用途

食品添加物の用途は，①食品の製造・加工に使用されるもの，②食品の保存や，

キャリーオーバー
原材料中に添加された食品添加物が食品に持ち越されたもの。結果として食品添加物の効果を発揮できないほどの微量が食品に存在する状態。

特別用途食品
乳児，幼児，妊産婦，病者などの発育，健康の保持・回復のために特別の用途（病者用食品，妊産婦・授乳婦用粉乳，乳児用調製乳，えん下困難者用食品）について表示する食品。

特定保健用食品
健康増進法26条第1項の許可または同法第29条第1項の承認を受けて，食品のもつ特定の保健用途（血圧や血中コレステロールなどを正常に保つことを補助するなど）を表示して販売される食品。

保健機能食品
個別許可型の特定保健用食品と規格基準型の栄養機能食品の2種類がある。栄養機能食品は高齢化，食生活の乱れに伴う不足しがちな栄養成分の補給・補完を目的として一定の表示が行える。

表F-1 主な食品添加物の種類と用途

	種類	用途	例
製造・加工に使用	増粘剤	食品に滑らかさ，粘り気などを与える	アルギン酸プロピレングリコールエステル，デンプングリコール酸ナトリウムなど
	膨張剤	炭酸ガスやアンモニアガスを発生させて，パンなどの生地を多孔質にし，膨らませる	クエン酸カルシウム，炭酸カルシウムなど
	その他	品質改良剤，凝固剤，チューインガム軟化剤，乳化剤，水素イオン濃度調整剤，イーストフード，かんすいなど	
保存，腐敗・変敗の防止	保存料	微生物の発育を阻害し，食品の変質を防止する。微生物の増殖を抑制するだけ（静菌作用）の量が用いられる	ソルビン酸，ソルビン酸カリウム，安息香酸，安息香酸ナトリウム，プロピオン酸，プロピオン酸カルシウム，プロピオン酸ナトリウム，デヒドロ酢酸ナトリウム，パラオキシ安息香酸エステル類，亜硫酸ナトリウム，二酸化硫黄，ナイシンなど
	殺菌料	食品の腐敗細菌，病原菌などを殺滅する	過酸化水素，次亜塩素酸水，亜塩素酸ナトリウム，次亜塩素酸ナトリウム，高度サラシ粉など
	酸化防止剤	食品成分（特に油脂，色素）の酸化による劣化を防ぐ	L-アスコルビン酸，エリソルビン酸，ジブチルヒドロキシトルエンなど
	防かび剤	物質ごとにかんきつ類やあんず，おうとう，りんご，キウイなどの果実に使用されるものとして指定されている	イマザリル，オルトフェニルフェノール，オルトフェニルフェノールナトリウム，ジフェニル，ジフェノコナゾール，チアベンダゾール，ピリメタニル，フルジオキソニルなど
	品質保持剤	食品の浸潤，乳化安定化，食品添加物の溶剤として使用する	プロピレングリコール，D-ソルビトール，グルコン酸ナトリウムなど
嗜好性の向上	甘味料	食品に甘味をつける	サッカリン，スクラロース，アスパルテーム，キシリトール，D-ソルビトールなど
	着色料	食品に色素をつける	合成タール色素12種類*（食用赤色2号など），β-カロテン，二酸化チタン，銅クロロフィルコチニール色素など
	発色剤	食品中の色素などの成分と反応し，色素の安定化や生成を図る	亜硝酸ナトリウム，硝酸カリウム，硝酸ナトリウムなど
	漂白剤	食品中の着色物質の脱色や褐変などによる着色を防止する	亜塩素酸ナトリウム，亜硫酸ナトリウム，次亜硫酸ナトリウム，二酸化硫黄など
栄養的価値の強化	栄養強化剤	食品の栄養強化，栄養素のバランスの改善など	アミノ酸類，ビタミン類，ミネラル類など

注) *食肉製品の鮮紅色を維持するためにタール色素を使用することは禁止されている。ただし，発色剤を使用することは認められている。

腐敗・変敗の防止，③嗜好性の向上，④栄養的価値の強化に大きく分けられる（表F-1）。添加物の特性から，ひとつの用途しかないものと，複数の用途で使用されるものとがある。使用基準で用途や対象食品に制限があるもの以外は，どのような用途で使用してもよい。

② 食品添加物の特徴

●**増粘剤** 食品に滑らかさと，粘り気などを与える。使用目的によって，増粘剤（食品の粘性を高める：ケチャップなどに使用），安定剤（食品の形態を安定させる：アイスクリームなどに使用），ゲル化剤（ゲル化を助ける：ジャム，ゼリーなどに使用）と表示される。また，これら増粘剤，安定剤，ゲル化剤すべてを示すものとして，糊料と表示される。

- ●**乳化剤**　水と油など，混じり合わない物質の境界面で作用して，均一な状態をつくる。グリセリン脂肪酸エステル，レシチンなどがある。マヨネーズ，マーガリン，乳製品，菓子類などに使用されている。
- ●**保存料**　指定添加物として，ソルビン酸，安息香酸，パラオキシ安息香酸エステルなどがある（**表F-2**）。食品および使用量の上限が定められている。酸型の保存料は，酸性で効果が増大する。
- ●**殺菌料**　使用基準のあるものとして亜塩素酸ナトリウム，過酸化水素，強酸性次亜塩素酸水，微酸性次亜塩素水，次亜塩素酸ナトリウム，使用基準のないものとして高度サラシ粉がある（**表F-3**）。
- ●**酸化防止剤**　空気中の酸素による食品の褐変や油脂の酸化を防止する。食品成分に替わり，酸化防止剤が酸化されることによって食品の酸化を防いでいる。
　　表F-4以外に使用基準のない酸化防止剤としては，L-アスコルビン酸およびその脂肪酸エステル類など，多種類の天然由来のものが指定されている。
- ●**防かび剤**　かんきつ類などの運搬，貯蔵中のかびの発生を防ぐために使用される。ポストハーベスト農薬に類するものとして使用されるが，農薬とは区別

表F-2　主な保存料

保存料	特　徴	使用許可食品
ソルビン酸，ソルビン酸カリウム	保存効力はあまり強くないが，保存料の中でも毒性が弱いことから，世界各国で許可されている	酸性領域で細菌，カビ，酵母などに一様に作用するため，広範囲の食品に使用が認められている
安息香酸，安息香酸ナトリウム	ソルビン酸より保存効力が強い。pHが低いほど効果が大きい	キャビア，マーガリン，清涼飲料水，果汁，果汁ペースト，シロップ，しょうゆ
パラオキシ安息香酸エステル	パラオキシ安息香酸のエチル，プロピル，イソプロピル，ブチルおよびイソブチルの5種類のエステルが許可されている。保存効力はpHに比較的左右されない。細菌，カビ，酵母に対して有効	しょうゆ，酢，シロップ，清涼飲料水，果実ソース，果実・果菜の表皮

表F-3　主な殺菌料

殺菌料	特　徴	使用許可食品
亜塩素酸ナトリウム	最終食品の完成前に分解または除去しなければならない	かんきつ類果皮（菓子製造に用いるものに限る），さくらんぼ，ふき，ぶどう，もも，生食用野菜類，卵類（卵殻の部分に限る），かずのこ調味加工品（生食用野菜類，卵類，かずのこは浸漬液1kgにつき0.5g以下）
過酸化水素	強力な殺菌作用と漂白作用をもつ。最終食品の完成前に分解または除去しなければならない	現在は，かずのこのみに使用され，カタラーゼで分解除去される
次亜塩素酸ナトリウム	水によく溶け強力な殺菌作用と漂白作用をもつことから，多くのものに使用されている（ごまを除く）	飲料水や野菜・果実の消毒，多くの機器の殺菌・漂白にも利用されている

されている。各防かび剤は対象食品と使用量が設定されている（**表F-5**）。

● **甘味料**　酵母の栄養源になりやすい砂糖の代替として，酵母の繁殖による食品の劣化を防ぎ保存性を高めるために使用される（**表F-6**）。近年は，虫歯・肥満予防のための砂糖の代替品として使用されることも多い。

表F-4 **主な酸化防止剤**

酸化防止剤	特　徴	使用許可食品
エリソルビン酸	L-アスコルビン酸の立体異性体。毒性は弱く，食品の褐変防止，風味低下防止などの目的で使用される	許可制限なし
エチレンジアミン四酢酸二ナトリウム（EDTA-Na）	金属イオンと結合して錯塩を形成するキレート剤で，酸化を促進する金属を封鎖し，酸化を防止する	缶・瓶詰食品，清涼飲料水
ジブチルヒドロキシトルエン（BHT）	光および熱に対して安定性が高く，加熱加工を施しても効力は低下しない	魚介冷凍品，鯨冷凍品，油脂，バター，魚介乾製品，魚介塩蔵品，乾燥裏ごしいも，チューインガム
ブチルヒドロキシアニソール（BHA）	浸透性に優れ，効果はBHTと同様またはそれ以上	BHTと同様の食品（チューインガムを除く）
dl-α-トコフェロール（ビタミンE）	脂溶性の酸化防止剤。メチル基の位置によりいくつかの異性体があるが，ビタミンE活性の最も強いα型が酸化防止剤に指定されている。食品添加物としては酸化防止の目的に限る（β-カロテンなどの製剤中に含まれる場合を除く）	許可制限なし

表F-5 **主な防かび剤の対象食品と使用量**

防かび剤	使用できる食品	使用量の最大限度（g/kg）	使用制限
イマザリル	かんきつ類（みかんを除く）	最大残存量：0.0050（5ppm）	
	バナナ	最大残存量：0.0020（2ppm）	
オルトフェニルフェノール（OPP），オルトフェニルフェノールナトリウム（OPP-Na）	かんきつ類	OPPとしての最大残存量：0.010（10ppm）	
ジフェニル（DP）	グレープフルーツ，レモン，オレンジ類	残存量：0.07（70ppm）未満	貯蔵または運搬の用に供する容器の中に入れる紙片に浸潤させて使用する場合以外に使用してはならない
ジフェノコナゾール	じゃがいも（ばれいしょ）	残存量：0.004（4ppm）	ばれいしょ1kgにつき0.004gを超えて残存しないように使用しなければならない
チアベンダゾール（TBZ）	かんきつ類	最大残存量：0.010（10ppm）	
	バナナ	最大残存量：0.0030（3ppm）	
	バナナ（果肉）	最大残存量：0.0004（0.4ppm）	

表F-6 主な甘味料

合成甘味料	使用基準あり	アセスルファムカリウム，グリチルリチン酸二ナトリウム，サッカリン，サッカリンナトリウム，スクラロース
	使用基準なし	アスパルテーム，キシリトール，D-ソルビトール（チューインガム軟化剤および品質保持剤としても指定）
天然由来甘味料		ステビア抽出物，ステビア末など

●**着色料**　使用が認められている着色料は，β-カロテン，三二酸化鉄，酸性タール色素などの合成タール色素およびそのアルミニウムレーキ，二酸化チタン，水溶性アナトー，鉄クロロフィリンナトリウム，銅クロロフィリンナトリウムおよび銅クロロフィルであり，使用基準がある。このほかに天然着色料として，ベニコウジ色素，金，銀などが指定されている。なお，平成16（2004）年にアカネ色素は遺伝毒性と発がん性が認められ，削除された。

　これらは生鮮食品（魚介類，肉類，野菜類）には使用できない。鮮度や品質に対する消費者の判断を誤らせる危険性があるためである。

●**調味料**　化学的に合成されたものは，添加物として取り扱われている。アミノ酸（グルタミン酸ナトリウムなど），核酸（イノシン酸ナトリウムなど），有機酸（クエン酸カルシウムなど），無機塩（塩化カリウムなど）がある。

●**酸味料**　食品に酸味を与えたり，酸味を調整する。クエン酸，L-酒石酸，乳酸などがある。

Column　食品添加物指定基準の考え方

食品添加物は，次のような考え方で指定が検討される。
①食品添加物は，安全性が実証されるか，または確認されるものでなければならない。
②食品添加物の使用は，それが消費者に何らかの意味の利点を与えるものでなければならない。
　・次の各項のいずれかに該当することが実証または確認されることを必要とする。
　　ⓐ食品の製造，加工に必要不可欠なもの
　　ⓑ食品の栄養価値を維持させるもの
　　ⓒ食品の損耗を少なくするために，腐敗，変質，その他の化学的変化などを防ぐもの
　　ⓓ食品を美化し，魅力を増すもの
　　ⓔその他，消費者に利益を与えるもの
　・次の各項のいずれかに該当するとみなされる場合は，指定し得ないものとする。
　　ⓐ粗雑な製造または加工による食品を変装する場合
　　ⓑ粗悪な品質の原料または食品に用いて消費者を欺瞞（ぎまん）する場合
　　ⓒ食品の栄養価値を低下させる場合
　　ⓓ疾病の治療，その他医療効果を目的とする場合
　　ⓔ対象とする食品の製造方法または加工法の改善，変更が比較的安価に実行でき，そのように改善，変更すれば，その添加物を使用しないで済む場合
③食品添加物はその目的に関し，十分な効果を期待されるものでなければならない。また，新しい食品添加物の指定に際しては，そのものがすでに指定されている同目的の食品添加物に比較して同等以上の効果があるか，または別の効果を併用するものであることが望ましい。
④食品添加物は原則として，それを添加した食品の化学分析などにより，その添加を確認し得るものでなければならない。

表F-7　主な発色剤

発色剤	特　徴	使用食品
亜硝酸ナトリウム	食品中のヘモグロビン，ミオグロビンに作用し，肉の色調を安定化させる	食肉製品，鯨肉ベーコン，魚肉ソーセージ・ハム，いくら，すじこ，たらこ
硝酸カリウム，硝酸ナトリウム	還元作用を受けて亜硝酸塩を生じ，発色効果を示す	食肉製品，鯨肉ベーコン

● **発色剤**　　食品中の色素の安定化や，安定な色素を新たに生成したりするものをいう（**表**F-7）。生鮮肉類，鮮魚介類には使用できない。

　　発色剤はニトロソアミンを生成するため，過剰摂取にならないよう亜硝酸根として最大残存量を示す使用限度がある。

● **漂白剤**　　食品中の着色物質を化学的に分解し，無色の物質とする。嗜好性を向上させるために使用される。亜硫酸塩類などの**還元剤**と亜塩素酸ナトリウムなどの酸化剤がある。いずれも使用基準が定められている。ごま，豆類，野菜類を漂白する目的で使用することはできない。

> **還元剤**
> 酸化還元反応において他の化学種に対し電子供与体として働き，還元作用を示す化学種。この反応において還元剤自身は電子を失い酸化される。

● **香料**　　香気成分は微量で種類が非常に多く，ひとつの香りをつくるのに多数を組み合わせて調合する。合成香料と天然香料があり，合成香料の使用は着香の目的に限られている。

● **栄養強化剤**　　ビタミン，ミネラル，アミノ酸の栄養成分を強化する（p.106，**参考資料**6参照）。食品への表示は，栄養強化の目的で使用したものについて免除される（調製乳は除く）。栄養強化以外の目的での使用は物質名の表示が必要になる。

● **その他の添加物**　　食品に使用されているその他の添加物には，イーストフード，ガムベース，固結防止剤，発酵調整剤，被膜剤，品質改良剤，膨張剤，水素イオン濃度調整剤などがある。

Ⓖ　食品の安全性に関するその他の物質

ⓐ　トランス脂肪酸◀ ⋯⋯⋯⋯⋯⋯⋯⋯⋯⋯⋯⋯⋯⋯⋯⋯⋯⋯⋯⋯⋯⋯⋯ ◀34-57

　トランス脂肪酸，*trans* fatty acids はトランス型の二重結合をもつ不飽和脂肪酸であり，牛，羊など反芻動物の体脂肪・乳脂肪に含有されることから，これらの動物の肉製品・乳製品に含まれる。植物油・魚油にはほとんど含まれないが，これらを部分的水素添加により加工した部分硬化油，これを原料として製造されたマーガリンやショートニングなどの加工油脂，さらに加工油脂を利用した食品中に見つかっている。

① トランス脂肪酸の定義

　2006年にコーデックス委員会（CAC）では，「栄養表示に関するガイドライン」の中で食品中のトランス脂肪酸を「少なくとも1つ以上のメチレン基で隔てられ

たトランス型の非共役炭素–炭素二重結合をもつ単価不飽和脂肪酸及び多価不飽和脂肪酸のすべての幾何異性体」と定義しており，トランス結合でも共役二重結合のみからなる脂肪酸はこれに含めないとしている。部分硬化油中では水素添加時に飽和脂肪酸とならずにシス型からトランス型に異性化した C18：1 のオレイン酸（9 –シス）の幾何異性体であるエライジン酸（9 –トランス）が主要なトランス脂肪酸である。しかし，バクセン酸など多くの位置異性体も存在する。

2 トランス脂肪酸の生成

トランス脂肪酸は，以下のような過程を経て生成することが知られている。

①反芻動物の胃の中でバクテリアにより生成

②植物油・魚油の部分的水素添加時にシス型の不飽和脂肪酸より生成

③植物油等の精製の際，脱臭時にシス型の不飽和脂肪酸より生成

④植物油等の高温加熱調理時にシス型の不飽和脂肪酸より生成

3 トランス脂肪酸の人体への影響

近年の研究によって，冠動脈において動脈硬化を発症することにより虚血性心疾患を引き起こすリスクが強く示唆されている。また，**LDL コレステロール**の増加と **HDL コレステロール**の減少が報告されている。

4 トランス脂肪酸の規制状況

日本人がトランス脂肪酸から摂取する平均的なエネルギー量は，農林水産省による平成17～19（2005～2007）年度の調査の結果，総摂取エネルギー量の0.44～0.47％であり，WHO の目標値である総摂取エネルギー量の１％未満である。食品安全委員会の食品健康影響評価でも，日本人が摂取するトランス脂肪酸の量について，農林水産省の調査と同じような結果を示しており，「通常の食生活では健康への影響は小さいと考えられる」としている。日本では，食品事業者は自主的に食品中のトランス脂肪酸の低減を進めている。

厚生労働省の定める「日本人の食事摂取基準2010年版」ではトランス脂肪酸に対しては「摂取すべき範囲（または許容できる範囲）として表すことが困難な脂肪酸であるため，目標量としての基準策定は行わなかった」とされ，「すべての年齢層で，少なく摂取することが望まれる」と示されていたが，「2015年版」では，規制に関しては触れられていない。「2020年版」では，世界保健機関（WHO）を始め，アメリカなど幾つかの国では，トランス脂肪酸の摂取量を総エネルギー摂取量の１％未満に留めることを推奨している。したがって，あくまでも参考値ではあるものの，日本人においてもトランス脂肪酸の摂取量は１％エネルギー未満に留めることが望ましく，１％エネルギー未満でもできるだけ低く留めることが望ましいと考えられる。世界各国のトランス脂肪酸規制状況例に関しては**表G–1**に示す。

LDL コレステロール
肝臓で生合成されたコレステロールを全身に運搬する働きがあり，容易に酸化されることで過酸化脂質となり，血管内壁中に蓄積することで動脈硬化を進行させ，脳梗塞や心筋梗塞の原因となることから，悪玉コレステロールと呼ばれる。

HDL コレステロール
過剰なコレステロールを全身から肝臓に回収するほか，血管内壁に蓄積したコレステロールを取り除くことで動脈硬化を抑制する働きもあることから，善玉コレステロールと呼ばれる。

表G-1　世界各国のトランス脂肪酸規制

食品中のトランス脂肪酸濃度の上限値を設定	
EU	2019年5月：規制導入，2021年4月2日より適用
	2003年：デンマークで摂取規制
	2009年：オーストリアで摂取規制
	2010年：フランスで摂取規制
英国	EUと同じ上限値を適用
スイス	2008年：摂取規制
食品への部分水素添加油脂の使用を規制	
アメリカ合衆国	2006年：表示義務化，2018年6月：使用規制
	2007年：ニューヨーク市で摂取規制
	2010年：カリフォルニア州で摂取規制
カナダ	2005年：表示義務化，2018年9月：使用禁止
台湾	2008年：表示義務化，2016年4月：使用禁止，2018年7月：規制開始
シンガポール	2013年：摂取規制，2021年11月：食品への使用の禁止
タイ	2018年：使用を用いた食品を製造・輸入・販売を禁止，2019年1月：規制開始
香港	2010年：表示義務化，2021年7月：使用禁止（2023年12月より施行予定）
食品中のトランス脂肪酸濃度の表示を義務付け	
韓国	2007年：表示義務化
中国	2013年：表示義務化
食品中のトランス脂肪酸の自主的な低減を推進	
オーストラリア・ニュージーランド	任意，基準あり
日本	任意，基準なし

資料）　農林水産省：トランス脂肪酸に関する各国・地域の規制状況（2022年5月12日）

H　食品衛生管理

a　HACCPの概念

　HACCP（hazard analysis and critical control point）とは，**危害分析**（HA）に基づく重要管理事項（CCP）のことをいう。

　食品の製造工程においては，食品の生産段階から製造加工および流通を経て最終的に消費者が摂取するまでのすべての工程で，主に微生物による危害分析を行い制御対策を立て，その制御対策を計画的に管理・監視するという衛生管理システムである。これにより，食品の安全性，健全性および良好な品質を確保することが可能となる。通称「ハサップ」と呼ばれる。

　HACCPのシステムを実現するために，基本となる7原則が提唱されている（**表H-1**）。

　「これまでは，食品衛生法（第13条）により，HACCPに基づく総合衛生管理製造過程に関する承認が定められていた。平成30（2018）年6月の食品衛生法改正により，総合衛生管理製造過程承認制度は廃止され，令和3（2021）年6月に，原則すべての食品等事業者に「HACCPに沿った衛生管理」が求められるようになったため，それぞれの事業者は規模や業種等に応じて「HACCPに基づく衛生管理」か「HACCPの考え方を取り入れた衛生管理」のどちらかの衛生管理を実施しなければならない。あわせて，一般衛生管理や，HACCPによる衛生管理の

危害分析
科学的分析に基づく資料や過去の事故・クレームなどから食品安全において重要な危害要因（生物学的・化学的・物理的）についての情報を集め，それらを各製造過程にあてはめ，危害発生要因を検討する過程。

表H-1 HACCP システムの７原則

原則 1 危害分析の実施	食品の原材料から最終製品に至る一連の工程の中で，発生するおそれのある危害の発生条件や危害の内容，程度を明らかにする。それを解析し，危害の発生要因や防止措置等を明らかにする。
原則 2 重要管理事項の決定	危害分析により特定された危害の除去，または一般的な衛生管理では制御できない危害を防止するために必要な重要管理点を決定する。一連の工程の中で，コントロールできる点や重点的に管理するポイントを設定する。
原則 3 管理基準の設定	重要管理事項が適正に管理されていることを確認するため，適合しなければならないモニタリングパラメータ（pH，温度，時間，圧力，流量など）の管理目標または管理基準を設定する。
原則 4 監視（モニタリング） 方法の設定	重要管理事項が適正に機能し，パラメータ(基準)を逸脱していないかを連続的に監視することで安全性が確保される。重要管理事項が正しくコントロールされているかを監視する方法を設定する。
原則 5 管理基準から逸脱した 場合の改善措置の設定	モニタリングの結果，パラメータが逸脱していた場合に，事故発生を事前に食い止めるための改善措置を設定する。 不慮の事故などあらゆる状況を想定し，安全性を確保するための改善措置を事前に設定しておく必要がある。
原則 6 検証方法の設定	①HACCP に従って実施されているか，②有効に活用できているか，③計画全体の修正が必要か，などを判定するための方法を設定する。
原則 7 記録(保管)方法の設定	モニタリング，改善措置，検証結果などの記録・保管方法を設定する。具体的には，製品名，ロット番号，製造年月日，責任者，危害の種類，改善内容などである。

ための「衛生管理計画書」を作成する必要がある。（p. 66，Column 参照）。」

b 食品工場における一般衛生管理事項

●**一般的衛生管理プログラム**　HACCP システムによる衛生管理をより効果的に行うためには，その前段階として，一般的衛生管理プログラム（PP；prerequisite programs）が行われる必要がある。

　一般的衛生管理プログラムは HACCP の基礎であり，HACCP システムは一般的衛生管理がしっかり行われていなければ成り立たない。具体的には，**表H-2**の10項目があげられる。

●**大量調理施設衛生管理マニュアル**　平成 9（1997）年，厚生省（現 厚生労働省）は，近年の食中毒事件の大規模化傾向，腸管出血性大腸菌 O157による食中毒事件の続発に対応し，HACCP の概念を取り入れ，給食施設・弁当屋・仕出し屋などを対象に，大規模食中毒を未然に防止することを目的に「大量調理施設衛生管理マニュアル」を作成した（p. 91，**参考資料 4**参照）。

　このマニュアルは，趣旨，重要管理事項，衛生管理体制の３部で構成され，各作業ごとに詳細なマニュアルおよび点検表が示されており，同一メニューを１回300食以上または１日750食以上提供する調理施設に適用されることとなっている。したがって，給食施設をはじめとする大規模施設ではこのマニュアルに沿って自主基準を作成し衛生管理を行う。

●**中小規模調理施設における衛生管理**　大量調理施設衛生管理マニュアルに準じた「中小規模調理施設における衛生管理の徹底について」（平成 9 年厚生省

表H-2 一般的衛生管理プログラム

①施設設備の衛生管理	⑥排水および廃棄物の衛生管理
②従事者の衛生教育	⑦従事者の衛生管理
③施設設備，機械器具の保守点検	⑧原材料の受け入れ，食品等の衛生的取扱い
④ネズミ（鼠族）・昆虫の防除	⑨製品の回収手段の設定
⑤使用水の衛生管理	⑩製品等の試験検査に用いる機械器具の保守点検

○ **Column │ HACCP に沿った衛生管理の制度化の全体像**

すべての食品等事業者(食品の製造・加工，調理，販売等)※が衛生管理計画を作成

食品衛生上の危害の発生を防止するために特に重要な工程を管理するための取り組み（HACCP に基づく衛生管理）	取り扱う食品の特性等に応じた取り組み（HACCP の考え方を取り入れた衛生管理）
コーデックスの HACCP 7 原則に基づき，食品等事業者自らが，使用する原材料や製造方法等に応じ，計画を作成し，管理を行う。	各業界団体が作成する手引書を参考に，簡略化されたアプローチによる衛生管理を行う。

【対象事業者】
◆ 大規模事業者
◆ と畜場［と畜場設置者，と畜場管理者，と畜業者］
◆ 食鳥処理場［食鳥処理業者（認定小規模食鳥処理業者を除く。）］

【対象事業者】
◆ 小規模な事業者等
◆ 食品を製造し，または加工する営業者であって，食品を製造し，または加工する施設に併設され，または隣接した店舗においてその施設で製造し，または加工した食品の全部または大部分を小売販売するもの（例：菓子の製造販売，豆腐の製造販売，食肉の販売，魚介類の販売　等）
◆ 飲食店営業または喫茶店営業を行う者その他の食品を調理する営業者（そうざい製造業，パン製造業（消費期限が概ね 5 日程度のもの），学校・病院等の営業以外の集団給食施設，調理機能を有する自動販売機を含む）
◆ 容器包装に入れられ，または容器包装で包まれた食品のみを貯蔵し，運搬し，または販売する営業者
◆ 食品を分割して容器包装に入れ，または容器包装で包み小売販売する営業者（例：八百屋，米屋，コーヒーの量り売り　等）
◆ 食品を製造し，加工し，貯蔵し，販売し，または処理する営業を行う者のうち，食品等の取扱いに従事する者の数が 50 人未満である事業場（事務職員等の食品の取扱いに直接従事しない者はカウントしない

対 EU・対米国等輸出対応（HACCP＋α）

HACCP に基づく衛生管理（ソフトの基準）に加え，輸入国が求める施設基準や追加的な要件（微生物検査や残留動物薬モニタリングの実施等）に合致する必要がある。

※すべての食品等事業者
・学校や病院等の営業ではない集団給食施設も HACCP に沿った衛生管理を実施しなければならない。
・公衆衛生に与える影響が少ない営業（詳細は略）については，食品等事業者として一般的な衛生管理を実施しなければならないが，衛生管理計画の作成および衛生管理の実施状況の記録とその保存を行う必要はない。
・農業および水産業における食品の採取業は HACCP に沿った衛生管理の制度化の対象外。

HACCP に沿った衛生管理の制度化の対象について

●農業および水産業における食品の採取業は HACCP に沿った衛生管理の制度化の対象外。

●公衆衛生に与える影響が少ない以下の営業については，食品等事業者として一般的な衛生管理を実施しなければならないが，HACCP に沿った衛生管理を実施する必要はない。

　①食品または添加物の輸入業

　②食品または添加物の貯蔵または運搬のみをする営業（ただし，冷凍・冷蔵倉庫業は除く）

　③常温で長期間保存しても腐敗，変敗その他品質の劣化による食品衛生上の危害の発生の恐れがない包装食品の販売業

　④器具容器包装の輸入または販売業

●学校や病院等の営業ではない集団給食施設も HACCP に沿った衛生管理を実施しなければならないが，1 回の提供食数が 20 食程度未満の施設は対応が不要。

通知）が示されている。①調理室等の汚染防止，②シンクの清潔確保（シンクの洗浄消毒作業手順），③汚染作業区域と非汚染作業区域の区別，④調理器具・食品等の衛生的な保管，⑤原材料等の保管管理の徹底（原材料等の保管管理手順），⑥加熱調理食品の加熱加工の徹底，について詳細に記されている。

ⓒ 家庭における衛生管理

家庭での食中毒の発生は，令和元（2019）～令和3（2021）年で年間発生件数の14.2～18.7％（原因施設判明別では17.0～24.2％）を占めている（厚生労働省：食中毒統計）。原因は，鮮魚，食肉などの原材料が最初から食中毒菌に汚染されていた場合と，調理や保存の過程で調理者や調理器具類などにより汚染される場合とに大別される。家庭においても，汚染源対策，殺菌，増殖防止対策に十分配慮する。ポイントを次に示す。

●食品の購入
・消費期限表示のある食品については，表示の確認をして，期限の過ぎたものは購入しない。
・生鮮食品は，新鮮なものを必要な分だけ計画的に購入し，速やかに持ち帰り，すぐに冷蔵庫で保存し，汚染菌の増殖を促進させないようにする。

●下準備
・魚介類，野菜類は流水で十分に洗浄し，除菌を心掛ける。
・使用後のまな板，包丁，その他の器具は，洗剤と清潔なたわしで流水を用いて汚れをとり，熱湯処理または漂白剤で消毒し乾燥させて，保管する。
・使用水が井戸水の場合は，水質検査を受け，飲用適であることを確認する。

●調理
・調理者は，身体の清潔保持に努め，調理開始前や調理中に生の魚介類，食肉，卵殻などの食品に触れた後には必ず手をよく洗い，手指の消毒に努める。調理する前に用便は済ませる。指輪などは不潔になりやすいのであらかじめ外し，手指に傷がないかまたは衛生的な手当てがしてあるかなどを確認する。
・加熱は食品や献立にもよるが，十分に加熱（中心温度が75℃・1分間以上，二枚貝等ノロウイルス汚染のおそれのある食品は85～90℃・90秒間以上，p.91，**参考資料4**参照）するよう心掛ける。特に電子レンジの調理では，温かくなっても中心温度が十分高くない場合があるので，過信しないようにする。
・調理後の食品は，できるだけ速やかに喫食する。もし，時間があく場合は，粗熱をとり冷蔵庫に保存して，細菌の増殖を防止する。

Column ｜ **都道府県の食品衛生管理の体制**

食品衛生法第50条2の第3項に「都道府県は，営業の施設の内外の清潔保持，ねずみ，昆虫等の駆除その他公衆衛生上講ずべき措置に関し，条例で，必要な基準を定めることができる」という規定があり，これにのっとって都道府県は独自の食品衛生管理を行うことができる。

Column | HACCP の考え方に基づく食品衛生管理チェックリストの例

衛生管理計画

- 実施する確認方法をチェックします。(例：☑返品する)
- 実施方法がここにあらかじめ記載された方法と異なる場合は、「その他」欄にその方法を記入します。

一般衛生管理のポイント（取扱い全般にわたって必要な、基本となる衛生管理です。）

管理項目	実施方法		
	いつ行うか	どのように行うか	問題がある場合はどうするか
①原材料の受入確認	□原材料の納入時 □その他 ( )	□外観、におい、包装の状態、表示（期限、保存方法）、品温などを確認する □その他 ( )	□返品する □廃棄する □その他 ( )
②冷蔵・冷凍庫内温度の確認	□始業前 □終業後 □その他 ( )	□温度計で庫内温度を確認する （冷蔵：10℃以下、冷凍：−15℃以下） □その他 ( )	□設定温度や原因を確認するなどして、改善する □故障が疑われる場合は、修理を依頼する □適正な温度を超えていた場合は、食材の状態を確認する □その他 ( )
③交差汚染や二次汚染の防止	□作業中 □その他 ( )	□器具などの用途別使用を確認する □生肉、生魚などの生鮮食材を扱った場合は、使用の都度、まな板、包丁、ボウルなどの器具類を洗浄し、消毒する □冷蔵庫内の区分、保管を確認する □その他 ( )	□器具などの洗浄・消毒を実施する □汚染された食材は、廃棄するか、加熱用として使用する □その他 ( )
④器具などの洗浄・消毒	□使用前 □使用の都度 □使用後 □その他 ( )	□使用した器具などは、洗浄・消毒する ※消毒方法は「器具・トイレなどの消毒マニュアル（本書略）に従う」 □その他 ( )	□汚れや洗剤などが残っていた場合は再度洗浄、すすぎ・消毒を行う □その他 ( )
⑤トイレの洗浄・消毒	□始業前 □終業後 □その他 ( )	□トイレ掃除用の作業着、手袋などを使用し、洗浄・消毒する □便座、水洗レバー、手すり、ドアノブなどを消毒する ※消毒方法は「器具・トイレなどの消毒マニュアル（本書略）に従う」 □その他 ( )	□トイレが汚れていた場合は、洗剤で洗浄し、消毒する □その他 ( )
⑥従事者の健康管理・清潔な作業着の着用など	□始業前 □その他 ( )	□従事者の体調（下痢、おう吐、発熱など）を確認する □手の傷の有無を確認する □作業着などを確認する ※「従事者の衛生管理マニュアル（本書略）」に従う □その他 ( )	□医療機関で受診し、食品に触れる作業をしない □傷を保護したあとビニール手袋などを装着する □清潔な作業着に交換する □その他 ( )
⑦衛生的な手洗いの実施	□トイレの後 □調理施設に入る前 □盛りつけの前 □作業内容変更時 □生肉や生魚などを扱った後 □金銭を触った後 □清掃を行った後 □その他 ( )	□専用の手洗い設備で、衛生的な手洗いを実施する ※手洗いは「手洗いマニュアル（本書略）」に従う □その他 ( )	□手洗いの方法やタイミングが不適切な場合は十分な手洗いを実施する □その他 ( )
【追加項目】			

追加項目の例

管理項目①～⑦の他に、営業形態に合わせて新たな項目を追加する場合は、【追加項目】の欄に記入します。

施設・設備の衛生管理（整理・整とん・清掃・洗浄・消毒）	業務の実態に合わせて実施項目を選び、毎日の業務終了後に実施する
ねずみ・昆虫対策	生息状況を定期的に調査し、発生を認めたときは、駆除作業を実施する
廃棄物の取扱い	業務終了後、ゴミ捨てを行い、周囲を清掃する

［東京都福祉保健局（令和2(2020)年)］

・携行して家庭外で食する弁当などの場合，調理後4時間までが，一応の目安とされている。

●喫食

・喫食者は食事の前に，手をよく洗浄する。

・残った食品は，早く冷えるように底の浅い容器に小分けして，すぐに冷蔵庫で保管する。残った食品を温め直すときは，十分に加熱する。

d 国際標準化機構（ISO）

国際標準化機構（International Organization for Standardization）はギリシャ語由来の世界共通の短縮名称 ISO（アイエスオー，アイソまたはイソ）とも呼ばれ，工業分野での国際規格を定める民間の非営利団体である。ISO により策定された国際規格は，基本的には ISOxxxxx：YYYY の形式による名称が付与される。xxxxx は5桁以内の規格番号，YYYY は制定または改訂された年号を示すが，：YYYY は省略されることもある。

食品製造業のマネジメントシステムに関連する規格には品質関係の ISO9000シリーズ，環境関係の ISO14000シリーズなどがある。さらに，2005年に食品安全関係の ISO22000シリーズが策定され，発行された。

1 ISO9000シリーズ

ISO9000シリーズは，1987年に発行され，1994，2000，2008年および2015年に改訂された「品質マネジメントシステム」に関連する一連の国際規格であり，中核をなす規格は ISO9001である。

2015年の改訂のポイントとしては，2000年の改訂でのサービス業における「サービス」などに広げた「品質マネジメントシステム」という考え方をさらに拡大し，「環境の適正化」や「労働における安全」などにおけるマネジメントシステムも共通の仕組みの中でまとめていくことにより事業プロセスへの「統合化／一体化」が図られていることと，適用が拡大されたにもかかわらず，製造業以外ではイメージしにくいとされていた項目を，従来にない新たな要求事項を追加することにより，どの業種でも利用可能な項目にする「汎用化」を目指していることである。

これにより，従来，手順重視・文書／記録重視であった ISO から，プロセス重視・結果重視の ISO への脱却が図られている。

2 ISO22000シリーズ

ISO22000は，2005年9月に発行された「**食品安全マネジメントシステム-フードチェーンに関わる組織に対する要求事項**」に関する国際規格である。食品製造過程において安全を確保する管理手法である HACCP の手法を，品質マネジメントシステム規格である ISO9001を基礎として運用することで，**安全な食品の生産・製造から流通，販売における必要な要求事項を規定・認証する**ものであり，食品に特化した品質マネジメントシステムである。2005年11月に ISO22000適用のガイドラインである ISO22004が発行された。HACCP は製品の安全に対する衛生管

理手法であることから，その範囲は製造・加工業に限定されている。

　これに対し，ISO22000シリーズはマネジメントシステムであることから，加工・製造業にとらわれず，農業・畜産業・漁業（生産），倉庫業・運送業（流通）および卸売業・小売業（販売）に至るまで，すべてのフードチェーンにかかわる業種を対象として要求事項を規定することにより，認証が可能である。

問題 次の記述について，○か×かを答えよ。

食品の変質 ··

1　ヒスタミンは，ヒスチジンの脱アミノ反応により生じる。
2　油脂の自動酸化は，光線により促進されない。
3　油脂の劣化は，金属により促進される。
4　細菌による腐敗は，水分活性の上昇により抑制される。
5　過酸化物価は，初期腐敗の指標である。

細菌・ウイルス性食中毒 ··

6　黄色ブドウ球菌が産生するエンテロトキシンは，100℃・30分の加熱で破壊される。
7　カンピロバクターは，真空包装すると増殖する。
8　腸炎ビブリオは，海水に常在する。
9　サルモネラ属菌は，10℃以下でも増殖する。
10　ノロウイルスは，ヒトの腸管内で増殖しない。

感染症・寄生虫症 ··

11　腸炭疽は，牛乳の摂取により発症することがある。
12　牛型結核菌に罹患した牛肉を摂食することで，結核を発症する。
13　アニサキスは，海産魚を摂食することで感染する。
14　回虫は，豚肉を摂食することで感染する。
15　トキソプラズマは，飲料水の摂取で感染する。

食品有害物質 ··

16　日本人が食品から摂取しているダイオキシン類のほとんどは，肉類による。
17　アフラトキシンは，最も毒性が強いかび毒である。
18　重金属による中毒事件に，PCB によるカネミ油症事件がある。
19　アレルギー様食中毒の主要な原因物質は，ベンゾ（a）ピレンである。
20　2011年3月の東日本大震災を受けて，放射性セシウム，放射性ヨウ素，ウラン，プルトニウム等について食品中の新基準値が定められた。

食品に残留する農薬等のポジティブリスト制度 ··

21　原則使用禁止された農薬等について，リスト化した制度のことである。
22　特定農薬は，ポジティブリスト制度の対象ではない。
23　残留基準が設定されていない農薬の残留量の一律基準は，0.1ppm である。
24　マグネシウムには，残留基準が定められている。
25　飼料添加物は対象外である。

食品添加物 ··

26　エリソルビン酸は，保存料として広範囲の食品に使用が認められている。
27　漂白剤は，すべての食品において使用することができる。
28　タール色素は，食肉製品の鮮紅色を維持するために使用してはならない。
29　既存添加物は，食品衛生法で指定されている。
30　ADI は，「一日当たり mg」で表される。

食品衛生管理における HACCP と大量調理施設衛生管理マニュアル ··

31　HACCP システムによる衛生管理は，一般的衛生管理を徹底すれば十分である。
32　食品の製造工程において危害分析を行い，その危害を防止するための設定値を決定する。
33　加熱せずに供する野菜および果物は，飲用適の流水で洗浄後，必要に応じて200mg/L の次亜塩素酸等で5分間殺菌して流水で十分すすぎ洗いする。
34　加熱調理食品は，ノロウイルスの死滅も含めて，中心部が75℃で1分間以上の加熱を行う。
35　調理機械の部品は，飲用適の水で水洗いし，中性洗剤で洗浄して，水洗いし，65℃で30分間以上殺菌する。

1　×　ヒスタミンは，アミン類であり，ヒスチジンの脱炭酸反応により生じる。

2　×　油脂の劣化である自動酸化は，光線により促進される。

3　○

4　×　細菌は，水分活性の上昇により増殖しやすくなるため，腐敗は促進される。

5　×　過酸化物価は，腐敗ではなく油脂の酸敗・変敗の指標である。

6　×　黄色ブドウ球菌自体は80℃・10分の加熱で死滅するが，エンテロトキシンは熱に強いため，100℃・30分の加熱でもすべては破壊されない。

7　×　カンピロバクターは酸素が少量の微好気性条件でのみ発育するので，3～15％酸素存在下で増殖する。

8　○　腸炎ビブリオは，海水に常在する海洋微生物で，増殖には海水の塩分濃度が必須である。

9　×　サルモネラ属菌は中温性の細菌で，条件にもよるが食品中では10℃以上，発育至適温度は35～43℃である。

10　×　ノロウイルスは，ヒトの腸管内で増殖し，病原性を発現する。

11　×　腸炭疽の原因菌である炭疽菌は，羊や山羊などの家畜や野生動物からヒトに感染する人獣共通感染症である。ヒトへは感染動物との接触やその毛皮や肉から感染する。ヒトからヒトへは感染しない。

12　×　牛型結核菌に罹患している牛は，乳汁中に排菌しているため，未殺菌乳から感染する場合がある。

13　○　アニサキスの第一中間宿主はオキアミで，これを摂食する第二中間宿主のたら，あじ，にしんなどの海産魚の刺身を摂食することで感染する。

14　×　回虫の卵が野菜や手指に付着することで経口感染する。

15　×　トキソプラズマの終宿主は猫であり，猫から排泄された嚢胞体が豚や牛（中間宿主）に寄生し，それを摂食することで感染する。

16　×　日本人が食品から摂取しているダイオキシン類の約70％は，魚介類による。

17　○

18　×　PCBはポリ塩化ビフェニルのことで，重金属ではない。重金属による中毒事件には，水銀による水俣病や，カドミウムによるイタイイタイ病がある。

19　×　アレルギー様食中毒の主要な原因物質はヒスタミンである。ベンゾ（a）ピレンは，化石燃料などの燃焼時に生成され，燻製品や焼き魚中にも微量に含まれており，強い発がん性がある。

20　×　食品中の暫定基準値が定められていたのは，放射性セシウムだけでなく放射性ヨウ素，ウラン，プルトニウム等であるが，新基準値が定められているのは放射性セシウムである（2012年4月1日）。

21　×　農薬等の規制・禁止を原則として，使用・残留を認めるもののみをリスト化した制度である。

22　○　人の健康を損なうおそれのないことが明らかであるものは対象外であり，厚生労働大臣によって指定されている。特定農薬はそのひとつである。

23　×　農薬の残留量の一律基準は，0.01ppmである。

24　×　本制度の対象としない物質（対象外物質）であるマグネシウムには，残留基準は定められていない。

25　×　規制の対象となるものは，農薬等（動物用医薬品，飼料添加物を含む）である。

26　×　エリソルビン酸は，L-アスコルビン酸の立体異性体で酸化防止剤である。保存料であるのはソルビン酸である。

27　×　漂白剤は，ごま，豆類，野菜類など，使用できない食品もある。

28　○

29　×　既存添加物は，天然物から取り出される添加物で，食品衛生法で指定されてはいないが「既存添加物名簿」に掲載されているものをいう。

30　×　ヒトの体の大きさはそれぞれ異なるため，ADIは一日体重kg当たりmg（mg/kgまたはmg/kg/日）で表されている。

31 × 一般的衛生管理は HACCP システムの基礎であり，この管理で制御できない衛生管理を HACCP システムにより行う。

32 × 危害を防止するためには，重要管理事項を決定する。

33 ○

34 × 二枚貝等ノロウイルスのおそれのある場合は，中心部が85〜90℃で90秒間以上の加熱を行う。

35 × 調理機械の部品は，飲用適の水で水洗いし，中性洗剤で洗浄して，水洗いした後，80℃で5分間以上殺菌する。

※33〜35 p. 91，**参考資料** 4 参照

参考資料

❶ 食品安全基本法（抜粋）

（平成15年５月23日法律第48号/最終改正：令和元年12月４日法律第62号）

第1章　総則

（目的）

第1条　この法律は，科学技術の発展，国際化の進展その他の国民の食生活を取り巻く環境の変化に適確に対応することの緊要性にかんがみ，食品の安全性の確保に関し，基本理念を定め，並びに国，地方公共団体及び食品関連事業者の責務並びに消費者の役割を明らかにするとともに，施策の策定に係る基本的な方針を定めることにより，食品の安全性の確保に関する施策を総合的に推進することを目的とする。

（定義）

第2条　この法律において「食品」とは，全ての飲食物（医薬品，医療機器等の品質，有効性及び安全性の確保等に関する法律（昭和35年法律第145号）に規定する医薬品，医薬部外品及び再生医療等製品を除く。）をいう。

（食品の安全性の確保のための措置を講ずるに当たっての基本的認識）

第3条　食品の安全性の確保は，このために必要な措置が国民の健康の保護が最も重要であるという基本的認識の下に講じられることにより，行われなければならない。

（食品供給行程の各段階における適切な措置）

第4条　農林水産物の生産から食品の販売に至る一連の国の内外における食品供給の行程（以下「食品供給行程」という。）におけるあらゆる要素が食品の安全性に影響を及ぼすおそれがあることにかんがみ，食品の安全性の確保は，このために必要な措置が食品供給行程の各段階において適切に講じられることにより，行われなければならない。

（国民の健康への悪影響の未然防止）

第5条　食品の安全性の確保は，このために必要な措置が食品の安全性の確保に関する国際的動向及び国民の意見に十分配慮しつつ科学的知見に基づいて講じられることによって，食品を摂取することによる国民の健康への悪影響が未然に防止されるようにすることを旨として，行われなければならない。

（国の責務）

第6条　国は，前３条に定める食品の安全性の確保についての基本理念（以下「基本理念」という。）にのっとり，食品の安全性の確保に関する施策を総合的に策定し，及び実施する責務を有する。

（地方公共団体の責務）

第7条　地方公共団体は，基本理念にのっとり，食品の安全性の確保に関し，国との適切な役割分担を踏まえて，その地方公共団体の区域の自然的経済的社会的諸条件に応じた施策を策定し，及び実施する責務を有する。

（食品関連事業者の責務）

第8条　肥料，農薬，飼料，飼料添加物，動物用の医薬品その他食品の安全性に影響を及ぼすおそれがある農林漁業の生産資材，食品（その原料又は材料として使用される農林水産物を含む。）若しくは添加物（食品衛生法（昭和22年法律第233号）第４条第２項に規定する添加物をいう。）又は器具（同条第４項に規定する器具をいう。）若しくは容器包装（同条第５項に規定する容器包装をいう。）の生産，輸入又は販売その他の事業活動を行う事業者（以下「食品関連事業者」という。）は，基本理念にのっとり，その事業活動を行うに当たって，自らが食品の安全性の確保について第一義的責任を有していることを認識して，食品の安全性を確保するために必要な措置を食品供給行程の各段階において適切に講ずる責務を有する。

2　前項に定めるもののほか，食品関連事業者は，基本理念にのっとり，その事業活動を行うに当たっては，その事業活動に係る食品その他の物に関する正確かつ適切な情報の提供に努めなければならない。

3　前２項に定めるもののほか，食品関連事業者は，基本理念にのっとり，その事業活動に関し，国又は地方公共団体が実施する食品の安全性の確保に関する施策に協力する責務を有する。

（消費者の役割）

第9条　消費者は，食品の安全性の確保に関する知識と理解を深めるとともに，食品の安全性の確保に関する施策について意見を表明するように努めることによって，食品の安全性の確保に積極的な役割を果たすものとする。

（法制上の措置等）

第10条　政府は，食品の安全性の確保に関する施策を実施するため必要な法制上又は財政上の措置その他の措置を講じなければならない。

第2章　施策の策定に係る基本的な方針

（食品健康影響評価の実施）

第11条　食品の安全性の確保に関する施策の策定に当たっては，人の健康に悪影響を及ぼすおそれがある生物学的，化学的若しくは物理的な要因又は状態であって，食品に含まれ，又は食品が置かれるおそれがあるものが当該食品が摂取されることにより人の健康に及ぼす影響についての評価（以下「食品健康影響評価」という。）が施策ごとに行われなければならない。ただし，次に掲げる場合は，この限りでない。

一　当該施策の内容からみて食品健康影響評価を行うことが明らかに必要でないとき。

二　人の健康に及ぼす悪影響の内容及び程度が明らかであるとき。

三　人の健康に悪影響が及ぶことを防止し，又は抑制するため緊急を要する場合で，あらかじめ食品健康影響評価を行ういとまがないとき。

2　前項第三号に掲げる場合においては，事後において，遅滞なく，食品健康影響評価が行われなければならない。

3　前2項の食品健康影響評価は，その時点において到達されている水準の科学的知見に基づいて，客観的かつ中立公正に行われなければならない。

（国民の食生活の状況等を考慮し，食品健康影響評価の結果に基づいた施策の策定）

第12条　食品の安全性の確保に関する施策の策定に当たっては，食品を摂取することにより人の健康に悪影響が及ぶことを防止し，及び抑制するため，国民の食生活の状況その他の事情を考慮するとともに，前条第1項又は第2項の規定により食品健康影響評価が行われたときは，その結果に基づいて，これが行われなければならない。

（情報及び意見の交換の促進）

第13条　食品の安全性の確保に関する施策の策定に当たっては，当該施策の策定に国民の意見を反映し，並びにその過程の公正性及び透明性を確保するため，当該施策に関する情報の提供，当該施策について意見を述べる機会の付与その他の関係者相互間の情報及び意見の交換の促進を図るために必要な措置が講じられなければならない。

（緊急の事態への対処等に関する体制の整備等）

第14条　食品の安全性の確保に関する施策の策定に当たっては，食品を摂取することにより人の健康に係る重大な被害が生ずることを防止するため，当該被害が生じ，又は生じるおそれがある緊急の事態への対処及び当該事態の発生の防止に関する体制の整備その他の必要な措置が講じられなければならない。

（関係行政機関の相互の密接な連携）

第15条　食品の安全性の確保に関する施策の策定に当たっては，食品の安全性の確保のために必要な措置が食品供給行程の各段階において適切に講じられるようにするため，関係行政機関の相互の密接な連携の下に，これが行われなければならない。

（試験研究の体制の整備等）

第16条　食品の安全性の確保に関する施策の策定に当たっては，科学的知見の充実に努めることが食品の安全性の確保上重要であることにかんがみ，試験研究の体制の整備，研究開発の推進及びその成果の普及，研究者の養成その他の必要な措置が講じられなければならない。

（国の内外の情報の収集，整理及び活用等）

第17条　食品の安全性の確保に関する施策の策定に当たっては，国民の食生活を取り巻く環境の変化に即応して食品の安全性の確保のために必要な措置の適切かつ有効な実施を図るため，食品の安全性の確保に関する国の内外の情報の収集，整理及び活用その他の必要な措置が講じられなければならない。

（表示制度の適切な運用の確保等）

第18条　食品の安全性の確保に関する施策の策定に当たっては，食品の表示が食品の安全性の確保に関し重要な役割を果たしていることにかんがみ，食品の表示の制度の適切な運用の確保その他食品に関する情報を正確に伝達するために必要な措置が講じられなければならない。

（食品の安全性の確保に関する教育，学習等）

第19条　食品の安全性の確保に関する施策の策定に当たっては，食品の安全性の確保に関する教育及び学習の振興並びに食品の安全性の確保に関する広報活動の充実により国民が食品の安全性の確保に関する知識と理解を深めるために必要な措置が講じられなければならない。

（環境に及ぼす影響の配慮）

第20条　食品の安全性の確保に関する施策の策定に当たっては，当該施策が環境に及ぼす影響について配慮して，これが行われなければならない。

（措置の実施に関する基本的事項の決定及び公表）

第21条　政府は，第11条から前条までの規定により講じられる措置につき，それらの実施に関する基本的事項（以下「基本的事項」という。）を定めなければならない。

2　内閣総理大臣は，食品安全委員会及び消費者委員会の意見を聴いて，基本的事項の案を作成し，閣議の決定を求めなければならない。

3　内閣総理大臣は，前項の規定による閣議の決定があったときは，遅滞なく，基本的事項を公表しなければならない。

4　前2項の規定は，基本的事項の変更について準用する。

第3章　食品安全委員会

（設置）

第22条　内閣府に，食品安全委員会（以下「委員会」という。）を置く。

（所掌事務）

第23条　委員会は，次に掲げる事務をつかさどる。

一　第21条第2項の規定により，内閣総理大臣に意見を述べること。

二　次条の規定により，又は自ら食品健康影響評価を行うこと。

三　前号の規定により行った食品健康影響評価の結果に基づき，食品の安全性の確保のため講ずべき施策について内閣総理大臣を通じて関係各大臣に勧告すること。

四　第二号の規定により行った食品健康影響評価の結果に基づき講じられる施策の実施状況を監視し，必要があると認めるときは，内閣総理大臣を通じて関係各大臣に勧告すること。

五　食品の安全性の確保のため講ずべき施策に関する重要事項を調査審議し，必要があると認めるときは，関係行政機関の長に意見を述べること。

六　第二号から前号までに掲げる事務を行うために必要な科学的調査及び研究を行うこと。

七　第二号から前号までに掲げる事務に係る関係者相互間の情報及び意見の交換を企画し，及び実施すること。

2　委員会は，前項第二号の規定に基づき食品健康影響評価を行ったときは，遅滞なく，関係各大臣に対して，その食品健康影響評価の結果を通知しなければならない。

3　委員会は，前項の規定による通知を行ったとき，又は第1項第三号若しくは第四号の規定による勧告をしたときは，遅滞なく，その通知に係る事項又はその勧告の内容を公表しなければならない。

4　関係各大臣は，第1項第三号又は第四号の規定による勧告に基づき講じた施策について委員会に報告しなければならない。

第24条～第38条　（略）

附則　（略）

❷ 食品衛生法（抜粋）

（昭和22年12月24日法律第233号/最終改正：令和4年6月17日法律第68号）

第1章　総則

（目的）

第1条　この法律は，食品の安全性の確保のために公衆衛生の見地から必要な規制その他の措置を講ずることにより，飲食に起因する衛生上の危害の発生を防止し，もって国民の健康の保護を図ることを目的とする。

（国等の責務）

第2条　国，都道府県，地域保健法（昭和22年法律第101号）第5条第1項の規定に基づく政令で定める市（以下「保健所を設置する市」という。）及び特別区は，教育活動及び広報活動を通じた食品衛生に関する正しい知識の普及，食品衛生に関する情報の収集，整理，分析及び提供，食品衛生に関する研究の推進，食品衛生に関する検査の能力の向上並びに食品衛生の向上にかかわる人材の養成及び資質の向上を図るために必要な措置を講じなければならない。

② 国，都道府県，保健所を設置する市及び特別区は，食品衛生に関する施策が総合的かつ迅速に実施されるよう，相互に連携を図らなければならない。

③ （略）

（食品等事業者の責務）

第3条　食品等事業者（食品若しくは添加物を採取し，製造し，輸入し，加工し，調理し，貯蔵し，運搬し，若しくは販売すること若しくは器具若しくは容器包装を製造し，輸入し，若しくは販売することを営む人若しくは法人又は学校，病院その他の施設において継続的に不特定若しくは多数の者に食品を供与する人若しくは法人をいう。以下同じ。）は，その採取し，製造し，輸入し，加工し，調理し，貯蔵し，運搬し，販売し，不特定若しくは多数の者に授与し，又は営業上使用する食品，添加物，器具又は容器包装（以下「販売食品等」という。）について，自らの責任においてそれらの安全性を確保するため，販売食品等の安全性の確保に係る知識及び技術の習得，販売食品等の原材料の安全性の確保，販売食品等の自主検査の実施その他の必要な措置を講ずるよう努めなければならない。

② 食品等事業者は，販売食品等に起因する食品衛生上の危害の発生の防止に必要な限度において，当該食品等事業者に対して販売食品等又はその原材料の販売を行った者の名称その他必要な情報に関する記録を作成し，これを保存するよう努めなければならない。

③ 食品等事業者は，販売食品等に起因する食品衛生上の危害の発生を防止するため，前項に規定する記録の国，都道府県等への提供，食品衛生上の危害の原因となった販売食品等の廃棄その他の必要な措置を適確かつ迅速に講ずるよう努めなければならない。

（定義）

第4条　この法律で食品とは，全ての飲食物をいう。ただし，医薬品，医療機器等の品質，有効性及び安全性の確保等に関する法律（昭和35年法律第145号）に規定する医薬品，医薬部外品及び再生医療等製品は，これを含まない。

② この法律で添加物とは，食品の製造の過程において又は食品の加工若しくは保存の目的で，食品に添加，混和，浸潤その他の方法によって使用する物をいう。

③ この法律で天然香料とは，動植物から得られた物又はその混合物で，食品の着香の目的で使用される添加物をいう。

④ この法律で器具とは，飲食器，割ぽう具その他食品又は添加物の採取，製造，加工，調理，貯蔵，運搬，陳列，授受又は摂取の用に供され，かつ，食品又は添加物に直接接触する機械，器具その他の物をいう。ただし，農業及び水産業における食品の採取の用に供される機械，器具その他の物は，これを含まない。

⑤ この法律で容器包装とは，食品又は添加物を入れ，又は包んでいる物で，食品又は添加物を授受する場合そのままで引き渡すものをいう。

⑥ この法律で食品衛生とは，食品，添加物，器具及び容器包装を対象とする飲食に関する衛生

をいう。

⑦ この法律で営業とは，業として，食品若しくは添加物を採取し，製造し，輸入し，加工し，調理し，貯蔵し，運搬し，若しくは販売すること又は器具若しくは容器包装を製造し，輸入し，若しくは販売することをいう。ただし，農業及び水産業における食品の採取業は，これを含まない。

⑧ この法律で営業者とは，営業を営む人又は法人をいう。

⑨ この法律で登録検査機関とは，第33条第1項の規定により厚生労働大臣の登録を受けた法人をいう。

第2章 食品及び添加物

（清潔衛生の原則）

第5条 販売（不特定又は多数の者に対する販売以外の授与を含む。以下同じ。）の用に供する食品又は添加物の採取，製造，加工，使用，調理，貯蔵，運搬，陳列及び授受は，清潔で衛生的に行われなければならない。

（不衛生食品等の販売等の禁止）

第6条 次に掲げる食品又は添加物は，これを販売し（不特定又は多数の者に授与する販売以外の場合を含む。以下同じ。），又は販売の用に供するために，採取し，製造し，輸入し，加工し，使用し，調理し，貯蔵し，若しくは陳列してはならない。

一 腐敗し，若しくは変敗したもの又は未熟であるもの。ただし，一般に人の健康を損なうおそれがなく飲食に適すると認められているものは，この限りでない。

二 有毒な，若しくは有害な物質が含まれ，若しくは付着し，又はこれらの疑いがあるもの。ただし，人の健康を損なうおそれがない場合として厚生労働大臣が定める場合においては，この限りでない。

三 病原微生物により汚染され，又はその疑いがあり，人の健康を損なうおそれがあるもの。

四 不潔，異物の混入又は添加その他の事由により，人の健康を損なうおそれがあるもの。

（新開発食品の販売禁止）

第7条 厚生労働大臣は，一般に飲食に供されることがなかった物であって人の健康を損なうお

それがない旨の確証がないもの又はこれを含む物が新たに食品として販売され，又は販売されることとなった場合において，食品衛生上の危害の発生を防止するため必要があると認めるときは，薬事・食品衛生審議会の意見を聴いて，それらの物を食品として販売することを禁止することができる。

② 厚生労働大臣は，一般に食品として飲食に供されている物であって当該物の通常の方法と著しく異なる方法により飲食に供されているものについて，人の健康を損なうおそれがない旨の確証がなく，食品衛生上の危害の発生を防止するため必要があると認めるときは，薬事・食品衛生審議会の意見を聴いて，その物を食品として販売することを禁止することができる。

③ 厚生労働大臣は，食品によるものと疑われる人の健康に係る重大な被害が生じた場合において，当該被害の態様からみて当該食品に当該被害を生ずるおそれのある一般に飲食に供されることがなかった物が含まれていることが疑われる場合において，食品衛生上の危害の発生を防止するため必要があると認めるときは，薬事・食品衛生審議会の意見を聴いて，その食品を販売することを禁止することができる。

④・⑤ （略）

（特定の食品等の販売等の禁止）

第8条 食品衛生上の危害の発生を防止する見地から特別の注意を必要とする成分又は物であって，厚生労働大臣が薬事・食品衛生審議会の意見を聴いて指定したもの（第3項及び第70条第1項において「指定成分等」という。）を含む食品（以下この項において「指定成分等含有食品」という。）を取り扱う営業者は，その取り扱う指定成分等含有食品が人の健康に被害を生じ，又は生じさせるおそれがある旨の情報を得た場合は，当該情報を，厚生労働省令で定めるところにより，遅滞なく，都道府県知事，保健所を設置する市の市長又は特別区の区長（以下「都道府県知事等」という。）に届け出なければならない。

②・③ （略）

第9条 厚生労働大臣は，特定の国若しくは地域において採取され，製造され，加工され，調理

され，若しくは貯蔵され，又は特定の者により採取され，製造され，加工され，調理され，若しくは貯蔵される特定の食品又は添加物について，第26条第1項から第3項まで又は第28条第1項の規定による検査の結果次に掲げる食品又は添加物に該当するものが相当数発見されたこと，生産地における食品衛生上の管理の状況その他の厚生労働省令で定める事由からみて次に掲げる食品又は添加物に該当するものが相当程度含まれるおそれがあると認められる場合において，人の健康を損なうおそれの程度その他の厚生労働省令で定める事項を勘案して，当該特定の食品又は添加物に起因する食品衛生上の危害の発生を防止するため特に必要があると認めるときは，薬事・食品衛生審議会の意見を聴いて，当該特定の食品又は添加物を販売し，又は販売の用に供するために，採取し，製造し，輸入し，加工し，使用し，若しくは調理することを禁止することができる。

一　第6条各号に掲げる食品又は添加物

二　第12条に規定する食品

三　第13条第1項の規定により定められた規格に合わない食品又は添加物

四　第13条第1項の規定により定められた基準に合わない方法により添加物を使用した食品

五　第11条第3項に規定する食品

②〜④　（略）

（病肉等の販売等の制限）

第10条　第一号若しくは第三号に掲げる疾病にかかり，若しくはその疑いがあり，第一号若しくは第三号に掲げる異常があり，又はへい死した獣畜（と畜場法（昭和28年法律第114号）第3条第1項に規定する獣畜及び厚生労働省令で定めるその他の物をいう。以下同じ。）の肉，骨，乳，臓器及び血液又は第二号若しくは第三号に掲げる疾病にかかり，若しくはその疑いがあり，第二号若しくは第三号に掲げる異常があり，又はへい死した家きん（食鳥処理の事業の規制及び食鳥検査に関する法律（平成2年法律第70号）第2条第一号に規定する食鳥及び厚生労働省令で定めるその他の物をいう。以下同じ。）の肉，骨及び臓器は，厚生労働省で

定める場合を除き，これを食品として販売し，又は食品として販売の用に供するために，採取し，加工し，使用し，調理し，貯蔵し，若しくは陳列してはならない。ただし，へい死した獣畜又は家きんの肉，骨及び臓器であって，当該職員が，人の健康を損なうおそれがなく飲食に適すると認めたものは，この限りでない。

一　と畜場法第14条第6項各号に掲げる疾病又は異常

二　食鳥処理の事業の規制及び食鳥検査に関する法律第15条第4項各号に掲げる疾病又は異常

三　前二号に掲げる疾病又は異常以外の疾病又は異常であって厚生労働省令で定めるもの

②　獣畜の肉，乳及び臓器並びに家きんの肉及び臓器並びに厚生労働省令で定めるこれらの製品（以下この項において「獣畜の肉等」という。）は，輸出国の政府機関によって発行され，かつ，前項各号に掲げる疾病にかかり，若しくはその疑いがあり，同項各号に掲げる異常があり，又はへい死した獣畜の肉，乳若しくは臓器若しくは家きんの肉若しくは臓器又はこれらの製品でない旨その他厚生労働省令で定める事項（以下この項において「衛生事項」という。）を記載した証明書又はその写しを添付したものでなければ，これを食品として販売の用に供するために輸入してはならない。ただし，厚生労働省令で定める国から輸入する獣畜の肉等であって，当該獣畜の肉等に係る衛生事項が当該国の政府機関から電気通信回線を通じて，厚生労働省の使用に係る電子計算機（入出力装置を含む。）に送信され，当該電子計算機に備えられたファイルに記録されたものについては，この限りでない。

第11条　食品衛生上の危害の発生を防止するために特に重要な工程を管理するための措置が講じられていることが必要なものとして厚生労働省令で定める食品又は添加物は，当該措置が講じられていることが確実であるものとして厚生労働大臣が定める国若しくは地域又は施設において製造し，又は加工されたものでなければ，これを販売の用に供するために輸入してはならない。

② 第6条各号に掲げる食品又は添加物のいずれにも該当しないことその他厚生労働省令で定める事項を確認するために生産地における食品衛生上の管理の状況の証明が必要であるものとして厚生労働省令で定める食品又は添加物は，輸出国の政府機関によつて発行され，かつ，当該事項を記載した証明書又はその写しを添付したものでなければ，これを販売の用に供するために輸入してはならない。

（化学的合成品等の販売等の制限）

第12条　人の健康を損なうおそれのない場合として厚生労働大臣が薬事・食品衛生審議会の意見を聴いて定める場合を除いては，添加物（天然香料及び一般に食品として飲食に供されている物であって添加物として使用されるものを除く。）並びにこれを含む製剤及び食品は，これを販売し，又は販売の用に供するために，製造し，輸入し，加工し，使用し，貯蔵し，若しくは陳列してはならない。

（食品等の規格及び基準）

第13条　厚生労働大臣は，公衆衛生の見地から，薬事・食品衛生審議会の意見を聴いて，販売の用に供する食品若しくは添加物の製造，加工，使用，調理若しくは保存の方法につき基準を定め，又は販売の用に供する食品若しくは添加物の成分につき規格を定めることができる。

② 前項の規定により基準又は規格が定められたときは，その基準に合わない方法により食品若しくは添加物を製造し，加工し，使用し，調理し，若しくは保存し，その基準に合わない方法による食品若しくは添加物を販売し，若しくは輸入し，又はその規格に合わない食品若しくは添加物を製造し，輸入し，加工し，使用し，調理し，保存し，若しくは販売してはならない。

③ 農薬（農薬取締法（昭和23年法律第82号）第1条の2第1項に規定する農薬をいう。次条において同じ。），飼料の安全性の確保及び品質の改善に関する法律（昭和28年法律第35号）第2条第3項の規定に基づく農林水産省令で定める用途に供することを目的として飼料（同条第2項に規定する飼料をいう。）に添加，混和，浸潤その他の方法によって用いられる物及び医薬品，医療機器等の品質，有効性及び安全

性の確保等に関する法律第2条第1項に規定する医薬品であって動物のために使用されることが目的とされているものの成分である物質（その物質が化学的に変化して生成した物質を含み，人の健康を損なうおそれのないことが明らかであるものとして厚生労働大臣が定める物質を除く。）が，人の健康を損なうおそれのない量として厚生労働大臣が薬事・食品衛生審議会の意見を聴いて定める量を超えて残留する食品は，これを販売の用に供するために製造し，輸入し，加工し，使用し，調理し，保存し，又は販売してはならない。ただし，当該物質の当該食品に残留する量の限度について第1項の食品の成分に係る規格が定められている場合については，この限りでない。

（農薬成分の資料提供等の要請）

第14条　（略）

第3章　器具及び容器包装

（清潔衛生の原則）

第15条　営業上使用する器具及び容器包装は，清潔で衛生的でなければならない。

（有害器具等の販売使用等の禁止）

第16条　有毒な，若しくは有害な物質が含まれ，若しくは付着して人の健康を損なうおそれがある器具若しくは容器包装又は食品若しくは添加物に接触してこれらに有害な影響を与えることにより人の健康を損なうおそれがある器具若しくは容器包装は，これを販売し，販売の用に供するために製造し，若しくは輸入し，又は営業上使用してはならない。

（特定の器具等の販売等の禁止）

第17条　厚生労働大臣は，特定の国若しくは地域において製造され，又は特定の者により製造される特定の器具又は容器包装について，第26条第1項から第3項まで又は第28条第1項の規定による検査の結果次に掲げる器具又は容器包装に該当するものが相当数発見されたこと，製造地における食品衛生上の管理の状況その他の厚生労働省令で定める事由からみて次に掲げる器具又は容器包装に該当するものが相当程度含まれるおそれがあると認められる場合において，人の健康を損なうおそれの程度その他の厚生労働省令で定める事項を勘案して，当該特定

の器具又は容器包装に起因する食品衛生上の危害の発生を防止するため特に必要があると認めるときは，薬事・食品衛生審議会の意見を聴いて，当該特定の器具又は容器包装を販売し，販売の用に供するために製造し，若しくは輸入し，又は営業上使用することを禁止することができる。

一　前条に規定する器具又は容器包装

二　次条第１項の規定により定められた規格に合わない器具又は容器包装

三　次条第３項の規定に違反する器具又は容器包装

②・③　（略）

（器具等の規格及び基準）

第18条　厚生労働大臣は，公衆衛生の見地から，薬事・食品衛生審議会の意見を聴いて，販売の用に供し，若しくは営業上使用する器具若しくは容器包装若しくはこれらの原材料につき規格を定め，又はこれらの製造方法につき基準を定めることができる。

②　前項の規定により規格又は基準が定められたときは，その規格に合わない器具若しくは容器包装を販売し，販売の用に供するために製造し，若しくは輸入し，若しくは営業上使用し，その規格に合わない原材料を使用し，又はその基準に合わない方法により器具若しくは容器包装を製造してはならない。

③　器具又は容器包装には，成分の食品への溶出又は浸出による公衆衛生に与える影響を考慮して政令で定める材質の原材料であつて，これに含まれる物質（その物質が化学的に変化して生成した物質を除く。）について，当該原材料を使用して製造される器具若しくは容器包装に含有されることが許容される量又は当該原材料を使用して製造される器具若しくは容器包装から溶出し，若しくは浸出して食品に混和することが許容される量が第１項の規格に定められていないものは，使用してはならない。ただし，当該物質が人の健康を損なうおそれのない量として厚生労働大臣が薬事・食品衛生審議会の意見を聴いて定める量を超えて溶出し，又は浸出して食品に混和するおそれがないように器具又は容器包装が加工されている場合（当該物質が器

具又は容器包装の食品に接触する部分に使用される場合を除く。）については，この限りでない。

第４章　表示及び広告

（表示の基準）

第19条　内閣総理大臣は，一般消費者に対する器具又は容器包装に関する公衆衛生上必要な情報の正確な伝達の見地から，消費者委員会の意見を聴いて，前条第１項の規定により規格又は基準が定められた器具又は容器包装に関する表示につき，必要な基準を定めることができる。

②　前項の規定により表示につき基準が定められた器具又は容器包装は，その基準に合う表示がなければ，これを販売し，販売の用に供するために陳列し，又は営業上使用してはならない。

③　販売の用に供する食品及び添加物に関する表示の基準については，食品表示法（平成25年法律第70号）で定めるところによる。

（虚偽表示等の禁止）

第20条　食品，添加物，器具又は容器包装に関しては，公衆衛生に危害を及ぼすおそれがある虚偽の又は誇大な表示又は広告をしてはならない。

第５章　食品添加物公定書

（食品添加物公定書）

第21条　厚生労働大臣及び内閣総理大臣は，食品添加物公定書を作成し，第13条第１項の規定により基準又は規格が定められた添加物及び食品表示法第４条第１項の規定により基準が定められた添加物につき当該基準及び規格を収載するものとする。

第６章　監視指導

（監視指導指針）

第21条

2　国及び都道府県等は，食品，添加物，器具又は容器包装に起因する中毒患者又はその疑いのある者（以下「食中毒患者等」という。）の広域にわたる発生又はその拡大を防止し，及び広域にわたり流通する食品，添加物，器具又は容器包装に関してこの法律又はこの法律に基づく命令若しくは処分に係る違反を防止するため，その行う食品衛生に関する監視又は指導（以下「監視指導」という。）が総合的かつ迅速に実施

されるよう，相互に連携を図りながら協力しなければならない。

3　（略）

第22条　厚生労働大臣及び内閣総理大臣は，国及び都道府県等が行う監視指導の実施に関する指針（以下「指針」という。）を定めるものとする。

②・③　（略）

（輸入食品監視指導計画）

第23条　厚生労働大臣は，指針に基づき，毎年度，翌年度の食品，添加物，器具及び容器包装の輸入について国が行う監視指導の実施に関する計画（以下「輸入食品監視指導計画」という。）を定めるものとする。

②～④　（略）

（都道府県等食品衛生監視指導計画）

第24条　都道府県知事等は，指針に基づき，毎年度，翌年度の当該都道府県等が行う監視指導の実施に関する計画（以下「都道府県等食品衛生監視指導計画」という。）を定めなければならない。

②～⑤　（略）

第7章　検査

第25条～第29条　（略）

（食品衛生監視員）

第30条　第28条第1項に規定する当該職員の職権及び食品衛生に関する指導の職務を行わせるために，厚生労働大臣，内閣総理大臣又は都道府県知事等は，その職員のうちから食品衛生監視員を命ずるものとする。

②　都道府県知事等は，都道府県等食品衛生監視指導計画の定めるところにより，その命じた食品衛生監視員に監視指導を行わせなければならない。

③　内閣総理大臣は，指針に従い，その命じた食品衛生監視員に食品，添加物，器具及び容器包装の表示又は広告に係る監視指導を行わせるものとする。

④　厚生労働大臣は，輸入食品監視指導計画の定めるところにより，その命じた食品衛生監視員に食品，添加物，器具及び容器包装の輸入に係る監視指導を行わせるものとする。

⑤　前各項に定めるもののほか，食品衛生監視員

の資格その他食品衛生監視員に関し必要な事項は，政令で定める。

第8章　登録検査機関

第31条～第47条　（略）

第9章　営業

（食品衛生管理者）

第48条　乳製品，第12条の規定により厚生労働大臣が定めた添加物その他製造又は加工の過程において特に衛生上の考慮を必要とする食品又は添加物であって政令で定めるものの製造又は加工を行う営業者は，その製造又は加工を衛生的に管理させるため，その施設ごとに，専任の食品衛生管理者を置かなければならない。ただし，営業者が自ら食品衛生管理者となって管理する施設については，この限りでない。

②　営業者が，前項の規定により食品衛生管理者を置かなければならない製造業又は加工業を2以上の施設で行う場合において，その施設が隣接しているときは，食品衛生管理者は，同項の規定にかかわらず，その2以上の施設を通じて1人で足りる。

③　食品衛生管理者は，当該施設においてその管理に係る食品又は添加物に関してこの法律又はこの法律に基づく命令若しくは処分に係る違反が行われないように，その食品又は添加物の製造又は加工に従事する者を監督しなければならない。

④　食品衛生管理者は，前項に定めるもののほか，当該施設においてその管理に係る食品又は添加物に関してこの法律又はこの法律に基づく命令若しくは処分に係る違反の防止及び食品衛生上の危害の発生の防止のため，当該施設における衛生管理の方法その他の食品衛生に関する事項につき，必要な注意をするとともに，営業者に対し必要な意見を述べなければならない。

⑤　営業者は，その施設に食品衛生管理者を置いたときは，前項の規定による食品衛生管理者の意見を尊重しなければならない。

⑥　次の各号のいずれかに該当する者でなければ，食品衛生管理者となることができない。

一　医師，歯科医師，薬剤師又は獣医師

二　学校教育法（昭和22年法律第26号）に基づく大学，旧大学令（大正7年勅令第388

号）に基づく大学又は旧専門学校令（明治36年勅令第61号）に基づく専門学校において医学，歯学，薬学，獣医学，畜産学，水産学又は農芸化学の課程を修めて卒業した者

三　厚生労働大臣の登録を受けた食品衛生管理者の養成施設において所定の課程を修了した者

四　学校教育法に基づく高等学校若しくは中等教育学校若しくは旧中等学校令（昭和18年勅令第36号）に基づく中等学校を卒業した者又は厚生労働省令で定めるところによりこれらの者と同等以上の学力があると認められる者で，第1項の規定により食品衛生管理者を置かなければならない製造業又は加工業において食品又は添加物の製造又は加工の衛生管理の業務に3年以上従事し，かつ，厚生労働大臣の登録を受けた講習会の課程を修了した者

⑦　前項第四号に該当することにより食品衛生管理者たる資格を有する者は，衛生管理の業務に3年以上従事した製造業又は加工業と同種の製造業又は加工業の施設においてのみ，食品衛生管理者となることができる。

⑧　第1項に規定する営業者は，食品衛生管理者を置き，又は自ら食品衛生管理者となったときは，15日以内に，その施設の所在地の都道府県知事に，その食品衛生管理者の氏名又は自ら食品衛生管理者となった旨その他厚生労働省令で定める事項を届け出なければならない。食品衛生管理者を変更したときも，同様とする。

（命令への委任）

第49条　（略）

（有毒・有害物質の混入防止措置等に関する基準）

第50条　厚生労働大臣は，食品又は添加物の製造又は加工の過程において有毒な又は有害な物質が当該食品又は添加物に混入することを防止するための措置に関し必要な基準を定めることができる。

②　営業者（食鳥処理の事業の規制及び食鳥検査に関する法律第6条第1項に規定する食鳥処理業者を除く。）は，前項の規定により基準が定められたときは，これを遵守しなければならない。

第51条　厚生労働大臣は，営業（器具又は容器包装を製造する営業及び食鳥処理の事業の規制及び食鳥検査に関する法律第2条第五号に規定する食鳥処理の事業（第54条及び第57条第1項において「食鳥処理の事業」という。）を除く。）の施設の衛生的な管理その他公衆衛生上必要な措置（以下この条において「公衆衛生上必要な措置」という。）について，厚生労働省令で，次に掲げる事項に関する基準を定めるものとする。

一　施設の内外の清潔保持，ねずみ及び昆虫の駆除その他一般的な衛生管理に関すること。

二　食品衛生上の危害の発生を防止するために特に重要な工程を管理するための取組（小規模な営業者（器具又は容器包装を製造する営業者及び食鳥処理の事業の規制及び食鳥検査に関する法律第6条第1項に規定する食鳥処理業者を除く。次項において同じ。）その他の政令で定める営業者にあつては，その取り扱う食品の特性に応じた取組）に関すること。

②　営業者は，前項の規定により定められた基準に従い，厚生労働省令で定めるところにより公衆衛生上必要な措置を定め，これを遵守しなければならない。

③　都道府県知事等は，公衆衛生上必要な措置について，第1項の規定により定められた基準に反しない限り，条例で必要な規定を定めることができる。

第52条　厚生労働大臣は，器具又は容器包装を製造する営業の施設の衛生的な管理その他公衆衛生上必要な措置（以下この条において「公衆衛生上必要な措置」という。）について，厚生労働省令で，次に掲げる事項に関する基準を定めるものとする。

一　施設の内外の清潔保持その他一般的な衛生管理に関すること。

二　食品衛生上の危害の発生を防止するために必要な適正に製造を管理するための取組に関すること。

②　器具又は容器包装を製造する営業者は，前項の規定により定められた基準（第18条第3項に規定する政令で定める材質以外の材質の原材

料のみが使用された器具又は容器包装を製造する営業者にあつては，前項第一号に掲げる事項に限る。）に従い，公衆衛生上必要な措置を講じなければならない。

③　都道府県知事等は，公衆衛生上必要な措置について，第1項の規定により定められた基準に反しない限り，条例で必要な規定を定めることができる。

第53条　第18条第3項に規定する政令で定める材質の原材料が使用された器具又は容器包装を販売し，又は販売の用に供するために製造し，若しくは輸入する者は，厚生労働省令で定めるところにより，その取り扱う器具又は容器包装の販売の相手方に対し，当該取り扱う器具又は容器包装が次の各号のいずれかに該当する旨を説明しなければならない。

一　第18条第3項に規定する政令で定める材質の原材料について，同条第1項の規定により定められた規格に適合しているもののみを使用した器具又は容器包装であること。

（営業施設の基準）

第54条　都道府県は，飲食店営業その他公衆衛生に与える影響が著しい営業（食鳥処理の事業を除く。）であって，政令で定めるものの施設につき，厚生労働省令で定める基準を参酌して，条例で，業種別に，公衆衛生の見地から必要な基準を定めなければならない。

（営業の許可）

第55条　前条に規定する営業を営もうとする者は，厚生労働省令で定めるところにより，都道府県知事の許可を受けなければならない。

②・③　（略）

第56条　（略）

第57条　営業（第54条に規定する営業，公衆衛生に与える影響が少ない営業で政令で定めるもの及び食鳥処理の事業を除く。）を営もうとする者は，厚生労働省令で定めるところにより，あらかじめ，その営業所の名称及び所在地その他厚生労働省令で定める事項を都道府県知事に届け出なければならない。

②　前条の規定は，前項の規定による届出をした者について準用する。この場合において，同条第1項中「前条第1項の許可を受けた者」とあ

るのは「次条第1項の規定による届出をした者」と，「許可営業者」とあるのは「届出営業者」と，同条第2項中「許可営業者」とあるのは「届出営業者」と読み替えるものとする。

第58条　営業者が，次の各号のいずれかに該当する場合であって，その採取し，製造し，輸入し，加工し，若しくは販売した食品若しくは添加物又はその製造し，輸入し，若しくは販売した器具若しくは容器包装を回収するとき（次条第1項又は第2項の規定による命令を受けて回収するとき，及び食品衛生上の危害が発生するおそれがない場合として厚生労働省令・内閣府令で定めるときを除く。）は，厚生労働省令・内閣府令で定めるところにより，遅滞なく，回収に着手した旨及び回収の状況を都道府県知事に届け出なければならない。

一　第6条，第10条から第12条まで，第13条第2項若しくは第3項，第16条，第18条第2項若しくは第3項又は第20条の規定に違反し，又は違反するおそれがある場合

二　第9条第1項又は第17条第1項の規定による禁止に違反し，又は違反するおそれがある場合

②　都道府県知事は，前項の規定による届出があったときは，厚生労働省令・内閣府令で定めるところにより，当該届出に係る事項を厚生労働大臣又は内閣総理大臣に報告しなければならない。

第59条〜第61条　（略）

第10章　雑則

第62条　（略）

（中毒の届出）

第63条　食中毒患者等を診断し，又はその死体を検案した医師は，直ちに最寄りの保健所長にその旨を届け出なければならない。

②　保健所長は，前項の届出を受けたときその他食中毒患者等が発生していると認めるときは，速やかに都道府県知事等に報告するとともに，政令で定めるところにより，調査しなければならない。

③　都道府県知事等は，前項の規定により保健所長より報告を受けた場合であって，食中毒患者等が厚生労働省令で定める数以上発生し，又は

発生するおそれがあると認めるときその他厚生労働省令で定めるときは，直ちに，厚生労働大臣に報告しなければならない。

④　保健所長は，第2項の規定による調査を行ったときは，政令で定めるところにより，都道府県知事等に報告しなければならない。

⑤　都道府県知事等は，前項の規定による報告を受けたときは，政令で定めるところにより，厚生労働大臣に報告しなければならない。

（死体の解剖）

第64条　（略）

（食中毒の調査・報告）

第65条　厚生労働大臣は，食中毒患者等が厚生労働省令で定める数以上発生し，若しくは発生するおそれがある場合又は食中毒患者等が広域にわたり発生し，若しくは発生するおそれがある場合であって，食品衛生上の危害の発生を防止するため緊急を要するときは，都道府県知事等に対し，期限を定めて，食中毒の原因を調査し，調査の結果を報告するように求めることができる。

第66条　前条に規定する場合において，厚生労働大臣は，必要があると認めるときは，協議会を開催し，食中毒の原因調査及びその結果に関する必要な情報を共有し，関係機関等の連携の緊密化を図るとともに，食中毒患者等の広域にわたる発生又はその拡大を防止するために必要な対策について協議を行うよう努めなければならない。

（食品等事業者に対する援助及び食品衛生推進員）

第67条　都道府県等は，食中毒の発生を防止するとともに，地域における食品衛生の向上を図るため，食品等事業者に対し，必要な助言，指導その他の援助を行うように努めるものとする。

②　都道府県等は，食品等事業者の食品衛生の向上に関する自主的な活動を促進するため，社会的信望があり，かつ，食品衛生の向上に熱意と識見を有する者のうちから，食品衛生推進員を委嘱することができる。

③　食品衛生推進員は，飲食店営業の施設の衛生管理の方法その他の食品衛生に関する事項につき，都道府県等の施策に協力して，食品等事業者からの相談に応じ，及びこれらの者に対する

助言その他の活動を行う。

（健康に有害なおもちゃ等についての準用規定）

第68条　（略）

（処分違反者の公表等）

第69条　（略）

（国民等の意見の聴取）

第70条　厚生労働大臣は，第6条第二号ただし書（第68条第1項及び第2項において準用する場合を含む。）に規定する人の健康を損なうおそれがない場合を定めようとするとき，第7条第1項から第3項までの規定による販売の禁止をしようとし，若しくは同条第4項の規定による禁止の全部若しくは一部の解除をしようとするとき，第8条第1項の規定により指定成分等を指定しようとするとき，第10条第1項の厚生労働省令を制定し，若しくは改廃しようとするとき，第12条に規定する人の健康を損なうおそれのない場合を定めようとするとき，第13条第1項（第68条第1項及び第2項において準用する場合を含む。）に規定する基準若しくは規格を定めようとするとき，第13条第3項に規定する人の健康を損なうおそれのないことが明らかである物質若しくは人の健康を損なうおそれのない量を定めようとするとき，第18条第1項（第68条第1項及び第3項において準用する場合を含む。）に規定する基準若しくは規格を定めようとするとき，第18条第3項ただし書に規定する人の健康を損なうおそれのない量を定めようとするとき，第23条第1項に規定する輸入食品監視指導計画を定め，若しくは変更しようとするとき，第50条第1項に規定する基準を定めようとするとき，又は第51条第1項，第52条第1項若しくは第54条の厚生労働省令を制定し，若しくは改廃しようとするときは，その趣旨，内容その他の必要な事項を公表し，広く国民の意見を求めるものとする。ただし，食品衛生上の危害の発生を防止するため緊急を要する場合で，あらかじめ広く国民の意見を求めるいとまがないときは，この限りでない。

②　都道府県知事等は，第24条第1項に規定する都道府県等食品衛生監視指導計画を定め，又は変更しようとするときは，その趣旨，内容そ

の他の必要な事項を公表し，広く住民の意見を求めなければならない。

③　厚生労働大臣は，第1項ただし書の場合においては，事後において，遅滞なく，広く国民の意見を求めるものとする。

④　第1項及び前項の規定は，内閣総理大臣が第19条第1項（第68条第1項において準用する場合を含む。）に規定する表示についての基準を定めようとするとき，並びに厚生労働大臣及び内閣総理大臣が指針を定め，又は変更しようとするときについて準用する。

（国民等の意見の反映等）

第71条　厚生労働大臣，内閣総理大臣及び都道府県知事等は，食品衛生に関する施策に国民又は住民の意見を反映し，関係者相互間の情報及び意見の交換の促進を図るため，当該施策の実施状況を公表するとともに，当該施策について広く国民又は住民の意見を求めなければならない。

第72条〜第80条　（略）

第11章　罰則

（罰則）

第81条　次の各号のいずれかに該当する者は，これを3年以下の懲役又は300万円以下の罰金に処する。

　一　第6条（第68条第1項及び第2項において準用する場合を含む。），第10条第1項又は第12条（第68条第1項において準用する場合を含む。）の規定に違反した者

　二　第7条第1項から第3項までの規定による禁止に違反した者

　三　第59条第1項（第68条第1項及び第3項において準用する場合を含む。）の規定による厚生労働大臣若しくは都道府県知事（第76条の規定により読み替えられる場合は，市長又は区長。以下この号において同じ。）の命令若しくは第59条第2項（第68条第1項及び第3項において準用する場合を含む。）の規定による内閣総理大臣若しくは都道府県知事の命令に従わない営業者（第68条第3項に規定する食品を供与する者を含む。）又は第60条（第68条第1項及び第3項において準用する場合を含む。）の規定による処分に違反して営業を行った者

②　前項の罪を犯した者には，情状により懲役及び罰金を併科することができる。

第82条　第13条第2項（第68条第1項及び第2項において準用する場合を含む。）若しくは第3項，第16条（第68条第1項及び第3項において準用する場合を含む。），第19条第2項（第68条第1項において準用する場合を含む。），第20条（第68条第1項において準用する場合を含む。）又は第55条第1項（第68条第1項において準用する場合を含む。）の規定に違反した者は，2年以下の懲役又は200万円以下の罰金に処する。

②　前項の罪を犯した者には，情状により懲役及び罰金を併科することができる。

第83条〜89条　（略）

附則　（略）

（昭和34年12月28日厚生省告示第370号／最終改正：令和４年12月21日厚生労働省告示第3181号）

*¹ 厚生労働省告示第408号（平成30年11月30日）改正

*² 厚生労働省告示第270号（平成30年７月13日）改正

（下記の目次中の斜体の項目について，一部を抜粋して掲載した）

食品，添加物等の規格基準

第1　食品

A　食品一般の成分規格

1　食品は，抗生物質又は化学的合成品（化学的手段により元素又は化合物に分解反応以外の化学的反応を起こさせて得られた物質をいう。以下同じ。）たる抗菌性物質及び放射性物質を含有してはならない。ただし，抗生物質及び化学的合成品たる抗菌性物質について，次のいずれかに該当する場合にあっては，この限りでない。

　（1）　当該物質が，食品衛生法（昭和22年法律第233号。以下「法」という。）第10条の規定により人の健康を損なうおそれのない場合として厚生労働大臣が定める添加物

と同一である場合

　（2）　当該物質について，5，6，7，8又は9において成分規格が定められている場合

　（3）　当該食品が，5，6，7，8又は9において定める成分規格に適合する食品を原材料として製造され，又は加工されたものである場合（5，6，7，8又は9において成分規格が定められていない抗生物質又は化学的合成品たる抗菌性物質を含有する場合を除く。）

2　食品が組換えDNA技術（酵素等を用いた切断及び再結合の操作によって，DNAをつなぎ合わせた組換えDNA分子を作製し，それを生細胞に移入し，かつ，増殖させる技術（最終的

に宿主（組換え DNA 技術において，DNA が移入される生細胞をいう。以下同じ。）に導入された DNA が，当該宿主と分類学上同一の種に属する微生物の DNA のみであること又は組換え体（組換え DNA を含む宿主をいう。）が自然界に存在する微生物と同等の遺伝子構成であることが明らかであるものを作製する技術を除く。）をいう。以下同じ。）によって得られた生物の全部若しくは一部であり，又は当該生物の全部若しくは一部を含む場合は，当該生物は，厚生労働大臣が定める安全性審査の手続を経た旨の公表がなされたものでなければならない。

3　食品が組換え DNA 技術によって得られた微生物を利用して製造された物であり，又は当該物を含む場合は，当該物は，厚生労働大臣が定める安全性審査の手続を経た旨の公表がなされたものでなければならない。

5　(1)の表（略）に掲げる農薬等（農薬取締法（昭和23年法律第82号）第1条の2第1項に規定する農薬，飼料の安全性の確保及び品質の改善に関する法律（昭和28年法律第35号）第2条第3項の規定に基づく農林水産省令で定める用途に供することを目的として飼料（同条第2項に規定する飼料をいう。）に添加，混和，浸潤その他の方法によって用いられる物又は医薬品，医療機器等の品質，有効性及び安全性の確保等に関する法律（昭和35年法律第145号）第2条第1項に規定する医薬品であって動物のために使用されることが目的とされているものをいう。以下同じ。）の成分である物質（その物質が化学的に変化して生成した物質を含む。以下同じ。）は，食品に含有されるものであってはならない。この場合において，(2)の表（略）の食品の欄に掲げる食品については，同表の検体の欄に掲げる部位を検体として試験しなければならず，また，食品は(3)から(18)までに規定する試験法（略）によって試験した場合に，その農薬等の成分である物質が検出されるものであってはならない。

6〜12　（略）

　　B　食品一般の製造，加工及び調理基準

1　食品を製造し，又は加工する場合は，食品に放射線（原子力基本法（昭和30年法律第186号）第3条第5号に規定するものをいう。以下第1　食品の部において同じ。）を照射してはならない。ただし，食品の製造工程又は加工工程において，その製造工程又は加工工程の管理のために照射する場合であって，食品の吸収線量が0.10グレイ以下のとき及びD　各条の項において特別の定めをする場合は，この限りでない。

2　生乳又は生山羊乳を使用して食品を製造する場合は，その食品の製造工程中において，生乳又は生山羊乳を保持式により63℃で30分間加熱殺菌するか，又はこれと同等以上の殺菌効果を有する方法で加熱殺菌しなければならない。

　　食品に添加し又は食品の調理に使用する乳は，牛乳，特別牛乳，殺菌山羊乳，成分調整牛乳，低脂肪牛乳，無脂肪牛乳又は加工乳でなければならない。

3　血液，血球又は血漿（獣畜のものに限る。以下同じ。）を使用して食品を製造，加工又は調理する場合は，その食品の製造，加工又は調理の工程中において，血液，血球若しくは血漿を63℃で30分間加熱するか，又はこれと同等以上の殺菌効果を有する方法で加熱殺菌しなければならない。

4　食品の製造，加工又は調理に使用する鶏の殻付き卵は，食用不適卵（腐敗している殻付き卵，カビの生えた殻付き卵，異物が混入している殻付き卵，血液が混入している殻付き卵，液漏れをしている殻付き卵，卵黄が潰れている殻付き卵（物理的な理由によるものを除く。）及びふ化させるために加温し，途中で加温を中止した殻付き卵をいう。以下同じ。）であってはならない。

　　鶏の卵を使用して，食品を製造，加工又は調理する場合は，その食品の製造，加工又は調理の工程中において，70℃で1分間以上加熱するか，又はこれと同等以上の殺菌効果を有する方法で加熱殺菌しなければならない。ただし，賞味期限を経過していない生食用の正常卵（食用不適卵，汚卵（ふん便，血液，卵内容物，羽

毛等により汚染されている殻付き卵をいう。以下同じ。），軟卵（卵殻膜が健全であり，かつ，卵殻が欠損し，又は希薄である殻付き卵をいう。以下同じ。）及び破卵（卵殻にひび割れが見える殻付き卵をいう。以下同じ。）以外の鶏の殻付き卵をいう。以下同じ。）を使用して，割卵後速やかに調理し，かつ，その食品が調理後速やかに摂取される場合及び殺菌した鶏の液卵（鶏の殻付き卵から卵殻を取り除いたものをいう。以下同じ。）を使用する場合にあっては，この限りでない。

5　魚介類を生食用に調理する場合は，食品製造用水（水道法（昭和32年法律第177号）第3条第2項に規定する水道事業の用に供する水道，同条第6項に規定する専用水道若しくは同条第7項に規定する簡易専用水道により供給される水（以下「水道水」という。）又は次の表の第1欄に掲げる事項につき同表の第2欄に掲げる規格に適合する水をいう。以下同じ。）で十分に洗浄し，製品を汚染するおそれのあるものを除去しなければならない。

6　組換えDNA技術によって得られた微生物を利用して食品を製造する場合は，厚生労働大臣が定める基準に適合する旨の確認を得た方法で行わなければならない。

7　食品を製造し，又は加工する場合は，第2　添加物　D　成分規格・保存基準各条に適合しない添加物又は第2　添加物　E　製造基準に適合しない方法で製造された添加物を使用してはならない。

8　牛海綿状脳症（牛海綿状脳症対策特別措置法（平成14年法律第70号）第2条に規定する牛海綿状脳症をいう。）の発生国又は発生地域において飼養された牛（食品安全基本法（平成15年法律第48号）第11条第1項に規定する食品健康影響評価の結果を踏まえ，食肉の加工に係る安全性が確保されていると認められる国又は地域において飼養された，月齢が30月以下の牛（出生の年月日から起算して30月を経過した日までのものをいう。）を除く。以下「特定牛」という。）の肉を直接一般消費者に販売する場合は，脊柱（背根神経節を含み，頸椎横突起，胸椎横突起，腰椎横突起，頸椎棘突起，

胸椎棘突起，腰椎棘突起，仙骨翼，正中仙骨稜及び尾椎を除く。以下同じ。）を除去しなければならない。この場合において，脊柱の除去は，背根神経節による牛の肉及び食用に供する内臓並びに当該除去を行う場所の周辺にある食肉の汚染を防止できる方法で行われなければならない。

食品を製造し，加工し，又は調理する場合は，特定牛の脊柱を原材料として使用してはならない。ただし，次のいずれかに該当するものを原材料として使用する場合は，この限りでない。

(1)　特定牛の脊柱に由来する油脂を，高温かつ高圧の条件の下で，加水分解，けん可又はエステル交換したもの

(2)　月齢が30月以下の特定牛の脊柱を，脱脂，酸による脱灰，酸若しくはアルカリ処理，ろ過及び138℃以上で4秒間以上の加熱殺菌を行ったもの又はこれらと同等以上の感染性を低下させる処理をして製造したもの

9　牛の肝臓又は豚の食肉は，飲食に供する際に加熱を要するものとして販売の用に供されなければならず，牛の肝臓又は豚の食肉を直接一般消費者に販売する場合は，その販売者は，飲食に供する際に牛の肝臓又は豚の食肉の中心部まで十分な加熱を要する等の必要な情報を一般消費者に提供しなければならない。

ただし，第1　食品の部D　各条の項○　食肉製品に規定する製品（以下9において「食肉製品」という。）を販売する場合については，この限りでない。

販売者は，直接一般消費者に販売することを目的に，牛の肝臓又は豚の食肉を使用して，食品を製造，加工又は調理する場合は，その食品の製造，加工又は調理の工程中において，牛の肝臓又は豚の食肉の中心部の温度を63℃で30分間以上加熱するか，又はこれと同等以上の殺菌効果を有する方法で加熱殺菌しなければならない。ただし，一般消費者が飲食に供する際に加熱することを前提として当該食品を販売する場合（以下9において「加熱を前提として販売する場合」という。」又は食肉製品を販売する場合については，この限りでない。加熱を前

提として販売する場合は，その販売者が，一般消費者が飲食に供する際に当該食品の中心部まで十分な加熱を要する等の必要な情報を一般消費者に提供しなければならない。

C　食品一般の保存基準

1　飲食の用に供する氷雪以外の氷雪を直接接触させることにより食品を保存する場合は，大腸菌群（グラム陰性の無芽胞性の桿菌であって，乳糖を分解して，酸とガスを生ずるすべての好気性または通性嫌気性の菌をいう。以下同じ。）が陰性である氷雪を用いなければならない。この場合の大腸菌群検出の試験法はつぎのとおりとする（略）。

2　食品を保存する場合には，抗生物質を使用してはならない。ただし，法第10条の規定により人の健康を損なうおそれのない場合として厚生労働大臣が定める添加物については，この限りでない。

3　食品の保存の目的で，食品に放射線を照射してはならない。

第5　洗浄剤

B　洗浄剤の使用基準

1　脂肪酸系洗浄剤にあっては界面活性剤の濃度が0.5％以下，脂肪酸系洗浄剤以外の洗浄剤（もっぱら飲食器の洗浄の用に供されることが目的とされているものおよび固型石けんを除く。）にあっては界面活性剤の濃度が0.1％以下となるようにして使用しなければならない。

2　洗浄剤（もっぱら飲食器の洗浄の用に供されることが目的とされているものを除く。以下この目において同じ。）の使用に際しては，野菜または果実が5分間以上洗浄剤の溶液に浸せきされないようにしなければならない。

3　野菜もしくは果実または飲食器は，洗浄剤を使用して洗浄した後飲用適の水ですすがなければならない。この場合において，流水を用いる場合にあっては，野菜または果実については30秒間以上，飲食器については5秒間以上流水ですすぎ，ため水を用いる場合にあってはため水をかえて2回以上すすがなければならない。

④ 大量調理施設衛生管理マニュアル

（平成 9 年 3 月24日衛食第85号別添/最終改正：平成29年 6 月16日生食発0616第 1 号）

Ⅰ 趣 旨

本マニュアルは，集団給食施設等における食中毒を予防するために，HACCP の概念に基づき，調理過程における重要管理事項として，

① 原材料受入れ及び下処理段階における管理を徹底すること。

② 加熱調理食品については，中心部まで十分加熱し，食中毒菌等（ウイルスを含む。以下同じ。）を死滅させること。

③ 加熱調理後の食品及び非加熱調理食品の二次汚染防止を徹底すること。

④ 食中毒菌が付着した場合に菌の増殖を防ぐため，原材料及び調理後の食品の温度管理を徹底すること。

等を示したものである。

集団給食施設等においては，衛生管理体制を確立し，これらの重要管理事項について，点検・記録を行うとともに，必要な改善措置を講じる必要がある。また，これを遵守するため，更なる衛生知識の普及啓発に努める必要がある。

なお，本マニュアルは同一メニューを 1 回300食以上又は 1 日750食以上を提供する調理施設に適用する。

Ⅱ 重要管理事項

1．原材料の受入れ・下処理段階における管理

(1) 原材料については，品名，仕入元の名称及び所在地，生産者（製造又は加工者を含む。）の名称及び所在地，ロットが確認可能な情報（年月日表示又はロット番号）並びに仕入れ年月日を記録し，1 年間保管すること。

(2) 原材料について納入業者が定期的に実施する微生物及び理化学検査の結果を提出させること。その結果については，保健所に相談するなどして，原材料として不適と判断した場合には，納入業者の変更等適切な措置を講じること。検査結果については，1 年間保管すること。

(3) 加熱せずに喫食する食品（牛乳，発酵乳，プリン等容器包装に入れられ，かつ，殺菌された食品を除く。）については，乾物や摂取量が少ない食品も含め，製造加工業者の衛生管理の体制について保健所の監視票，食品等事業者の自主管理記録票等により確認するとともに，製造加工業者が従事者の健康状態の確認等ノロウイルス対策を適切に行っているかを確認すること。

(4) 原材料の納入に際しては調理従事者等が必ず立ち会い，検収場で品質，鮮度，品温（納入業者が運搬の際，別添 1 に従い，適切な温度管理を行っていたかどうかを含む。），異物の混入等につき，点検を行い，その結果を記録すること。

(5) 原材料の納入に際しては，缶詰，乾物，調味料等常温保存可能なものを除き，食肉類，魚介類，野菜類等の生鮮食品については 1 回で使い切る量を調理当日に仕入れるようにすること。

(6) 野菜及び果物を加熱せずに供する場合には，別添 2 に従い，流水（食品製造用水[※1] として用いるもの。以下同じ。）で十分洗浄し，必要に応じて次亜塩素酸ナトリウム等で殺菌[※2] した後，流水で十分すすぎ洗いを行うこと。特に高齢者，若齢者及び抵抗力の弱い者を対象とした食事を提供する施設で，加熱せずに供する場合（表皮を除去する場合を除く。）には，殺菌を行うこと。

注） [※1] 従前の「飲用適の水」に同じ。（「食品，添加物等の規格基準」（昭和34年厚生省告示第370号）の改正により用語のみ読み替えたもの。定義については同告示の「第 1 食品 B 食品一般の製造，加工及び調理基準」を参照のこと。）

[※2] 次亜塩素酸ナトリウム溶液又はこれと同等の効果を有する亜塩素酸水（きのこ類を除く。），亜塩素酸ナトリウム溶液（生食用野菜に限る。），過酢酸製剤，次亜塩素酸水並びに食品添加物として使用できる有機酸溶液。これらを使用する場合，食品衛生法で規定する「食品，添加物等の規格基準」を遵守すること。

2．加熱調理食品の加熱温度管理

加熱調理食品は，別添 2 に従い，中心部温度計を用いるなどにより，中心部が75℃で 1 分間以上（二枚貝等ノロウイルス汚染のおそれのある食

（別添１）原材料，製品等の保存温度

食品名	保存温度	食品名	保存温度
穀類加工品（小麦粉，デンプン）	室　温	殻付卵	10℃以下
砂糖	室　温	液卵	8℃以下
食肉・鯨肉	10℃以下	凍結卵	−18℃以下
細切した食肉・鯨肉を凍結したものを容器包装に入れたもの	−15℃以下	乾燥卵	室　温
食肉製品	10℃以下	ナッツ類	15℃以下
鯨肉製品	10℃以下	チョコレート	15℃以下
冷凍食肉製品	−15℃以下	生鮮果実・野菜	10℃前後
冷凍鯨肉製品	−15℃以下	生鮮魚介類（生食用鮮魚介類を含む。）	5℃以下
ゆでだこ	10℃以下	乳・濃縮乳	
冷凍ゆでだこ	−15℃以下	脱脂乳	10℃以下
生食用かき	10℃以下	クリーム	
生食用冷凍かき	−15℃以下	バター	
冷凍食品	−15℃以下	チーズ	15℃以下
魚肉ソーセージ，魚肉ハム及び特殊包装かまぼこ	10℃以下	練乳	
冷凍魚肉ねり製品	−15℃以下	清涼飲料水（食品衛生法の食品，添加物等の規格基準に規定のあるものについては，当該保存基準に従うこと。）	室　温
液状油脂	室　温		
固形油脂（ラード，マーガリン，ショートニング，カカオ脂）	10℃以下		

品の場合は85～90℃で90秒間以上）又はこれと同等以上まで加熱されていることを確認するとともに，温度と時間の記録を行うこと。

３．二次汚染の防止

(1) 調理従事者等（食品の盛付け・配膳等，食品に接触する可能性のある者及び臨時職員を含む。以下同じ。）は，次に定める場合には，別添２に従い，必ず流水・石けんによる手洗いによりしっかりと２回（その他の時には丁寧に１回）手指の洗浄及び消毒を行うこと。なお，使い捨て手袋を使用する場合にも，原則として次に定める場合に交換を行うこと。

　① 作業開始前及び用便後

　② 汚染作業区域から非汚染作業区域に移動する場合

　③ 食品に直接触れる作業にあたる直前

　④ 生の食肉類，魚介類，卵殻等微生物の汚染源となるおそれのある食品等に触れた後，他の食品や器具等に触れる場合

　⑤ 配膳の前

(2) 原材料は，隔壁等で他の場所から区分された専用の保管場に保管設備を設け，食肉類，魚介類，野菜類等，食材の分類ごとに区分して保管すること。

　この場合，専用の衛生的なふた付き容器に入れ替えるなどにより，原材料の包装の汚染を保管設備に持ち込まないようにするとともに，原材料の相互汚染を防ぐこと。

(3) 下処理は汚染作業区域で確実に行い，非汚染作業区域を汚染しないようにすること。

(4) 包丁，まな板などの器具，容器等は用途別及び食品別（下処理用にあっては，魚介類用，食肉類用，野菜類用の別，調理用にあっては，加熱調理済み食品用，生食野菜用，生食魚介類用の別）にそれぞれ専用のものを用意し，混同しないようにして使用すること。

(5) 器具，容器等の使用後は，別添２に従い，全面を流水で洗浄し，さらに80℃，５分間以上の加熱又はこれと同等の効果を有する方法[3]で十分殺菌した後，乾燥させ，清潔な保管庫を用いるなどして衛生的に保管すること。

　なお，調理場内における器具，容器等の使用後の洗浄・殺菌は，原則として全ての食品が調理場から搬出された後に行うこと。

　また，器具，容器等の使用中も必要に応じ，同様の方法で熱湯殺菌を行うなど，衛生的に使用すること。この場合，洗浄水等が飛散しないように行うこと。なお，原材料用に使用した器具，容器等をそのまま調理後の食品用に使用するようなことは，けっして行わないこと。

(6) まな板，ざる，木製の器具は汚染が残存する可能性が高いので，特に十分な殺菌[4]に留意

すること。なお，木製の器具は極力使用を控えることが望ましい。

(7) フードカッター，野菜切り機等の調理機械は，最低1日1回以上，分解して洗浄・殺菌[※5]した後，乾燥させること。

(8) シンクは原則として用途別に相互汚染しないように設置すること。特に，加熱調理用食材，非加熱調理用食材，器具の洗浄等に用いるシンクを必ず別に設置すること。また，二次汚染を防止するため，洗浄・殺菌[※5]し，清潔に保つこと。

(9) 食品並びに移動性の器具及び容器の取り扱いは，床面からの跳ね水等による汚染を防止するため，床面から60cm以上の場所で行うこと。ただし，跳ね水等からの直接汚染が防止できる食缶等で食品を取り扱う場合には，30cm以上の台にのせて行うこと。

(10) 加熱調理後の食品の冷却，非加熱調理食品の下処理後における調理場等での一時保管等は，他からの二次汚染を防止するため，清潔な場所で行うこと。

(11) 調理終了後の食品は衛生的な容器にふたをして保存し，他からの二次汚染を防止すること。

(12) 使用水は食品製造用水を用いること。また，使用水は，色，濁り，におい，異物のほか，貯水槽を設置している場合や井戸水等を殺菌・ろ過して使用する場合には，遊離残留塩素が0.1mg/L以上であることを始業前及び調理作業終了後に毎日検査し，記録すること。

注）[※3]塩素系消毒剤（次亜塩素酸ナトリウム，亜塩素酸水，次亜塩素酸水等）やエタノール系消毒剤には，ノロウイルスに対する不活化効果を期待できるものがある。使用する場合，濃度・方法等，製品の指示を守って使用すること。浸漬により使用することが望ましいが，浸漬が困難な場合にあっては，不織布等に十分浸み込ませて清拭すること。

（参考文献）「平成27年度ノロウイルスの不活化条件に関する調査報告書」
(https://www.mhlw.go.jp/file/06-Seisakujouhou-11130500-Shokuhinanzenbu/0000125854.pdf)

[※4]大型のまな板やざる等，十分な洗浄が困難な器具については，亜塩素酸水又は次亜塩素酸ナトリウム等の塩素系消毒剤に浸漬するなどして消毒を行うこと。

[※5]80℃で5分間以上の加熱又はこれと同等の効果を有する方法（[※3]参照）。

4．原材料及び調理済み食品の温度管理

(1) 原材料は，別添1に従い，戸棚，冷凍又は冷蔵設備に適切な温度で保存すること。また，原材料搬入時の時刻，室温及び冷凍又は冷蔵設備内温度を記録すること。

(2) 冷凍又は冷蔵設備から出した原材料は，速やかに下処理，調理を行うこと。非加熱で供される食品については，下処理後速やかに調理に移行すること。

(3) 調理後直ちに提供される食品以外の食品は，食中毒菌の増殖を抑制するために，10℃以下又は65℃以上で管理することが必要である。
（別添3参照）

① 加熱調理後，食品を冷却する場合には，食中毒菌の発育至適温度帯（約20℃〜50℃）の時間を可能な限り短くするため，冷却機を用いたり，清潔な場所で衛生的な容器に小分けするなどして，30分以内に中心温度を20℃付近（又は60分以内に中心温度を10℃付近）まで下げるよう工夫すること。

この場合，冷却開始時刻，冷却終了時刻を記録すること。

② 調理が終了した食品は速やかに提供できるよう工夫すること。

調理終了後30分以内に提供できるものについては，調理終了時刻を記録すること。また，調理終了後提供まで30分以上を要する場合は次のア及びイによること。

ア 温かい状態で提供される食品については，調理終了後速やかに保温食缶等に移し保存すること。この場合，食缶等へ移し替えた時刻を記録すること。

イ その他の食品については，調理終了後提供まで10℃以下で保存すること。

この場合，保冷設備への搬入時刻，保冷設備内温度及び保冷設備からの搬出時刻を記録すること。

（別添2）標準作業書

手洗いマニュアル

1．水で手をぬらし石けんをつける。
2．指，腕を洗う。特に，指の間，指先をよく洗う（30秒程度）。
3．石けんをよく洗い流す（20秒程度）。
4．使い捨てペーパータオル等でふく（タオル等の共用はしないこと）。
5．消毒用のアルコールをかけて手指によくすりこむ。
　　（本文のⅡ3(1)で定める場合には，1から3までの手順を2回実施する。）

器具等の洗浄・殺菌マニュアル

1．調理機械
　①機械本体・部品を分解する。なお，分解した部品は床にじか置きしないようにする。
　②食品製造用水（40℃程度の微温水が望ましい）で3回水洗いする。
　③スポンジタワシに中性洗剤又は弱アルカリ性洗剤をつけてよく洗浄する。
　④食品製造用水（40℃程度の微温水が望ましい）でよく洗剤を洗い流す。
　⑤部品は80℃で5分間以上又はこれと同等の効果を有する方法で殺菌を行う。
　⑥よく乾燥させる。
　⑦機械本体・部品を組み立てる。
　⑧作業開始前に70％アルコール噴霧又はこれと同等の効果を有する方法で殺菌を行う。
2．調理台
　①調理台周辺の片づけを行う。
　②食品製造用水（40℃程度の微温水が望ましい）で3回水洗いする。
　③スポンジタワシに中性洗剤又は弱アルカリ性洗剤をつけてよく洗浄する。
　④食品製造用水（40℃程度の微温水が望ましい）でよく洗剤を洗い流す。
　⑤よく乾燥させる。
　⑥70％アルコール噴霧又はこれと同等の効果を有する方法で殺菌を行う。
　⑦作業開始前に⑥と同様の方法で殺菌を行う。
3．まな板，包丁，へら等
　①食品製造用水（40℃程度の微温水が望ましい）で3回水洗いする。
　②スポンジタワシに中性洗剤又は弱アルカリ性洗剤をつけてよく洗浄する。
　③食品製造用水（40℃程度の微温水が望ましい）でよく洗剤を洗い流す。
　④80℃で5分間以上の加熱又はこれと同等の効果を有する方法で殺菌を行う。
　⑤よく乾燥させる。
　⑥清潔な保管庫にて保管する。
4．ふきん，タオル等
　①食品製造用水（40℃程度の微温水が望ましい）で3回水洗いする。
　②中性洗剤又は弱アルカリ性洗剤をつけてよく洗浄する。
　③食品製造用水（40℃程度の微温水が望ましい）でよく洗剤を洗い流す。
　④100℃で5分間以上煮沸殺菌を行う。
　⑤清潔な場所で乾燥，保管する。

注）[※1]塩素系消毒剤（次亜塩素酸ナトリウム，亜塩素酸水，次亜塩素酸水等）やエタノール系消毒剤には，ノロウイルスに対する不活化効果を期待できるものがある。使用する場合，濃度・方法等，製品の指示を守って使用すること。浸漬により使用することが望ましいが，浸漬が困難な場合にあっては，不織布等に十分浸み込ませて清拭すること。
（参考文献）「平成27年度ノロウイルスの不活化条件に関する調査報告書」
（http://www.mhlw.go.jp/file/06-Seisakujouhou-11130500-Shokuhinanzenbu/0000125854.pdf）
[※2]大型のまな板やざる等，十分な洗浄が困難な器具については，亜塩素酸水又は次亜塩素酸ナトリウム等の塩素系消毒剤に浸漬するなどして消毒を行うこと。

原材料等の保管管理マニュアル

1．野菜・果物[※3]
　①衛生害虫，異物混入，腐敗・異臭等がないか点検する。異常品は返品又は使用禁止とする。
　②各材料ごとに，50g程度ずつ清潔な容器（ビニール袋等）に密封して入れ，−20℃以下で2週間以上保存する（検食用）。
　③専用の清潔な容器に入れ替えるなどして，10℃前後で保存する（冷凍野菜は−15℃以下）。
　④流水で3回以上水洗いする。

⑤中性洗剤で洗う。
⑥流水で十分すすぎ洗いする。
⑦必要に応じて，次亜塩素酸ナトリウム等※4で殺菌※5した後，流水で十分すすぎ洗いする。
⑧水切りする。
⑨専用のまな板，包丁でカットする。
⑩清潔な容器に入れる。
⑪清潔なシートで覆い（容器がふた付きの場合を除く），調理まで30分以上を要する場合には，10℃以下で冷蔵保存する。
注）※3表面の汚れが除去され，分割・細切されずに皮付きで提供されるみかん等の果物にあっては，③から⑧までを省略して差し支えない。
　　※4次亜塩素酸ナトリウム溶液（200mg/Lで5分間又は100mg/Lで10分間）又はこれと同等の効果を有する亜塩素酸水（きのこ類を除く。），亜塩素酸ナトリウム溶液（生食用野菜に限る。），過酢酸製剤，次亜塩素酸水並びに食品添加物として使用できる有機酸溶液。これらを使用する場合，食品衛生法で規定する「食品，添加物等の規格基準」を遵守すること。
　　※5高齢者，若齢者及び抵抗力の弱い者を対象とした食事を提供する施設で，加熱せずに供する場合（表皮を除去する場合を除く。）には，殺菌を行うこと。

2．魚介類，食肉類
①衛生害虫，異物混入，腐敗・異臭等がないか点検する。異常品は返品又は使用禁止とする。
②各材料ごとに，50g程度ずつ清潔な容器（ビニール袋等）に密封して入れ，−20℃以下で2週間以上保存する（検食用）。
③専用の清潔な容器に入れ替えるなどして，食肉類については10℃以下，魚介類については5℃以下で保存する（冷凍で保存するものは−15℃以下）。
④必要に応じて，次亜塩素酸ナトリウム等※6で殺菌した後，流水で十分すすぎ洗いする。
⑤専用のまな板，包丁でカットする。
⑥速やかに調理へ移行させる。
注）※6次亜塩素酸ナトリウム溶液（200mg/Lで5分間又は100mg/Lで10分間）又はこれと同等の効果を有する亜塩素酸水，亜塩素酸ナトリウム溶液（魚介類を除く。），過酢酸製剤（魚介類を除く。），次亜塩素酸水，次亜臭素酸水（魚介類を除く。）並びに食品添加物として使用できる有機酸溶液。これらを使用する場合，食品衛生法で規定する「食品，添加物等の規格基準」を遵守すること。

加熱調理食品の中心温度及び加熱時間の記録マニュアル

1．揚げ物
①油温が設定した温度以上になったことを確認する。
②調理を開始した時間を記録する。
③調理の途中で適当な時間を見はからって食品の中心温度を校正された温度計で3点以上測定し，全ての点において75℃以上に達していた場合には，それぞれの中心温度を記録するとともに，その時点からさらに1分以上加熱を続ける（二枚貝等ノロウイルス汚染のおそれのある食品の場合は85〜90℃で90秒間以上）。
④最終的な加熱処理時間を記録する。
⑤なお，複数回同一の作業を繰り返す場合には，油温が設定した温度以上であることを確認・記録し，①〜④で設定した条件に基づき，加熱処理を行う。油温が設定した温度以上に達していない場合には，油温を上昇させるため必要な措置を講ずる。

2．焼き物及び蒸し物
①調理を開始した時間を記録する。
②調理の途中で適当な時間を見はからって食品の中心温度を校正された温度計で3点以上測定し，全ての点において75℃以上に達していた場合には，それぞれの中心温度を記録するとともに，その時点からさらに1分以上加熱を続ける（二枚貝等ノロウイルス汚染のおそれのある食品の場合は85〜90℃で90秒間以上）。
③最終的な加熱処理時間を記録する。
④なお，複数回同一の作業を繰り返す場合には，①〜③で設定した条件に基づき，加熱処理を行う。この場合，中心温度の測定は，最も熱が通りにくいと考えられる場所の一点のみでもよい。

3．煮物及び炒め物
調理の順序は食肉類の加熱を優先すること。食肉類，魚介類，野菜類の冷凍品を使用する場合には，十分解凍してから調理を行うこと。
①調理の途中で適当な時間を見はからって，最も熱が通りにくい具材を選び，食品の中心温度を校正された温度計で3点以上（煮物の場合は1点以上）測定し，全ての点において75℃以上に達していた場合には，それぞれの中心温度を記録するとともに，その時点からさらに1分以上加熱を続ける（二枚貝等ノロウイルス汚染のおそれのある食品の場合は85〜90℃で90秒間以上）。
　なお，中心温度を測定できるような具材がない場合には，調理釜の中心付近の温度を3点以上（煮物の場合は1点以上）測定する。
②複数回同一の作業を繰り返す場合にも，同様に点検・記録を行う。

③　配送過程においては保冷又は保温設備のある運搬車を用いるなど，10℃以下又は65℃以上の適切な温度管理を行い配送し，配送時刻の記録を行うこと。

　また，65℃以上で提供される食品以外の食品については，保冷設備への搬入時刻及び保冷設備内温度の記録を行うこと。

④　共同調理施設等で調理された食品を受け入れ，提供する施設においても，温かい状態で提供される食品以外の食品であって，提供まで30分以上を要する場合は提供まで10℃以下で保存すること。

　この場合，保冷設備への搬入時刻，保冷設備内温度及び保冷設備からの搬出時刻を記録すること。

(4)　調理後の食品は，調理終了後から2時間以内に喫食することが望ましい。

5．その他

(1)　施設設備の構造

①　隔壁等により，汚水溜，動物飼育場，廃棄物集積場等不潔な場所から完全に区別されていること。

②　施設の出入口及び窓は極力閉めておくとともに，外部に開放される部分には網戸，エアカーテン，自動ドア等を設置し，ねずみや昆虫の侵入を防止すること。

③　食品の各調理過程ごとに，汚染作業区域（検収場，原材料の保管場，下処理場），非汚染作業区域（さらに準清潔作業区域（調理場）と清潔作業区域（放冷・調製場，製品の保管場）に区分される。）を明確に区別すること。なお，各区域を固定し，それぞれを壁で区画する，床面を色別する，境界にテープをはる等により明確に区画することが望ましい。

④　手洗い設備，履き物の消毒設備（履き物の交換が困難な場合に限る。）は，各作業区域の入り口手前に設置すること。

　なお，手洗い設備は，感知式の設備等で，コック，ハンドル等を直接手で操作しない構造のものが望ましい。

⑤　器具，容器等は，作業動線を考慮し，予め適切な場所に適切な数を配置しておくこと。

⑥　床面に水を使用する部分にあっては，適当

な勾配（100分の2程度）及び排水溝（100分の2から4程度の勾配を有するもの）を設けるなど排水が容易に行える構造であること。

⑦　シンク等の排水口は排水が飛散しない構造であること。

⑧　全ての移動性の器具，容器等を衛生的に保管するため，外部から汚染されない構造の保管設備を設けること。

⑨　便所等

ア　便所，休憩室及び更衣室は，隔壁により食品を取り扱う場所と必ず区分されていること。なお，調理場等から3m以上離れた場所に設けられていることが望ましい。

イ　便所には，専用の手洗い設備，専用の履き物が備えられていること。また，便所は，調理従事者等専用のものが設けられていることが望ましい。

⑩　その他

　施設は，ドライシステム化を積極的に図ることが望ましい。

(2)　施設設備の管理

①　施設・設備は必要に応じて補修を行い，施設の床面（排水溝を含む。），内壁のうち床面から1mまでの部分及び手指の触れる場所は1日に1回以上，施設の天井及び内壁のうち床面から1m以上の部分は1月に1回以上清掃し，必要に応じて，洗浄・消毒を行うこと。施設の清掃は全ての食品が調理場内から完全に搬出された後に行うこと。

②　施設におけるねずみ，昆虫等の発生状況を1月に1回以上巡回点検するとともに，ねずみ，昆虫の駆除を半年に1回以上（発生を確認した時にはその都度）実施し，その実施記録を1年間保管すること。また，施設及びその周囲は，維持管理を適切に行うことにより，常に良好な状態に保ち，ねずみや昆虫の繁殖場所の排除に努めること。

　なお，殺そ剤又は殺虫剤を使用する場合には，食品を汚染しないようその取扱いに十分注意すること。

③　施設は，衛生的な管理に努め，みだりに部外者を立ち入らせたり，調理作業に不必要な物品等を置いたりしないこと。

④　原材料を配送用包装のまま非汚染作業区域に持ち込まないこと。

⑤　施設は十分な換気を行い，高温多湿を避けること。調理場は湿度80％以下，温度は25℃以下に保つことが望ましい。

⑥　手洗い設備には，手洗いに適当な石けん，爪ブラシ，ペーパータオル，殺菌液等を定期的に補充し，常に使用できる状態にしておくこと。

⑦　水道事業により供給される水以外の井戸水等の水を使用する場合には，公的検査機関，厚生労働大臣の登録検査機関等に依頼して，年2回以上水質検査を行うこと。検査の結果，飲用不適とされた場合は，直ちに保健所長の指示を受け，適切な措置を講じること。なお，検査結果は1年間保管すること。

⑧　貯水槽は清潔を保持するため，専門の業者に委託して，年1回以上清掃すること。

　　なお，清掃した証明書は1年間保管すること。

⑨　便所については，業務開始前，業務中及び業務終了後等定期的に清掃及び殺菌剤による消毒を行って衛生的に保つこと※6。

⑩　施設（客席等の飲食施設，ロビー等の共用施設を含む。）において利用者等が嘔吐した場合には，消毒剤を用いて迅速かつ適切に嘔吐物の処理を行うこと※7により，利用者及び調理従事者等へのノロウイルス感染及び施設の汚染防止に努めること。

注）　※7ノロウイルスに関するQ＆A（厚生労働省）を参照のこと。

(3)　**検食の保存**

　　検食は，原材料及び調理済み食品を食品ごとに50g程度ずつ清潔な容器（ビニール袋等）に入れ，密封し，－20℃以下で2週間以上保存すること。

　　なお，原材料は，特に，洗浄・殺菌等を行わず，購入した状態で，調理済み食品は配膳後の状態で保存すること。

(4)　**調理従事者等の衛生管理**

①　調理従事者等は，便所及び風呂等における衛生的な生活環境を確保すること。また，ノロウイルスの流行期には十分に加熱された食品を摂取する等により感染防止に努め，徹底した手洗いの励行を行うなど自らが施設や食品の汚染の原因とならないように措置するとともに，体調に留意し，健康な状態を保つように努めること。

②　調理従事者等は，毎日作業開始前に，自らの健康状態を衛生管理者に報告し，衛生管理者はその結果を記録すること。

③　調理従事者等は臨時職員も含め，定期的な健康診断及び月に1回以上の検便を受けること。検便検査※8には，腸管出血性大腸菌の検査を含めることとし，10月から3月までの間には月に1回以上又は必要に応じて※9ノロウイルスの検便検査に努めること。

④　ノロウイルスの無症状病原体保有者であることが判明した調理従事者等は，検便検査においてノロウイルスを保有していないことが確認されるまでの間，食品に直接触れる調理作業を控えるなど適切な措置をとることが望ましいこと。

⑤　調理従事者等は下痢，嘔吐，発熱などの症状があった時，手指等に化膿創があった時は調理作業に従事しないこと。

⑥　下痢又は嘔吐等の症状がある調理従事者等については，直ちに医療機関を受診し，感染性疾患の有無を確認すること。ノロウイルスを原因とする感染性疾患による症状と診断された調理従事者等は，リアルタイムPCR法等の高感度の検便検査においてノロウイルスを保有していないことが確認されるまでの間，食品に直接触れる調理作業を控えるなど適切な処置をとることが望ましいこと。

⑦　調理従事者等が着用する帽子，外衣は毎日専用で清潔なものに交換すること。

⑧　下処理場から調理場への移動の際には，外衣，履き物の交換等を行うこと。（履き物の交換が困難な場合には履き物の消毒を必ず行うこと。）

⑨　便所には，調理作業時に着用する外衣，帽子，履き物のまま入らないこと。

⑩　調理，点検に従事しない者が，やむを得ず，調理施設に立ち入る場合には，専用の清潔な帽子，外衣及び履き物を着用させ，手洗い及び手指の消毒を行わせること。

⑪　食中毒が発生した時の原因究明を確実に行

うため，原則として，調理従事者等は当該施設で調理された食品を喫食しないこと。

　　ただし，原因究明に支障を来さないための措置が講じられている場合はこの限りでない。（試食担当者を限定すること）

注)　※8 ノロウイルスの検査に当たっては，遺伝子型によらず，概ね便1g当たり10^5オーダーのノロウイルスを検出できる検査法を用いることが望ましい。ただし，検査結果が陰性であっても検査感度によりノロウイルスを保有している可能性を踏まえた衛生管理が必要である。

　　　　※9 ノロウイルスの検便検査の実施に当たっては，調理従事者の健康確認の補完手段とする場合，家族等に感染性胃腸炎が疑われる有症者がいる場合，病原微生物検出情報においてノロウイルスの検出状況が増加している場合などの各食品等事業者の事情に応じ判断すること。

(5)　その他

①　加熱調理食品にトッピングする非加熱調理食品は，直接喫食する非加熱調理食品と同様の衛生管理を行い，トッピングする時期は提供までの時間が極力短くなるようにすること。

②　廃棄物（調理施設内で生じた廃棄物及び返却された残渣をいう。）の管理は，次のように行うこと。

　　ア　廃棄物容器は，汚臭，汚液がもれないように管理するとともに，作業終了後は速やかに清掃し，衛生上支障のないように保持すること。

　　イ　返却された残渣は非汚染作業区域に持ち込まないこと。

　　ウ　廃棄物は，適宜集積場に搬出し，作業場に放置しないこと。

　　エ　廃棄物集積場は，廃棄物の搬出後清掃するなど，周囲の環境に悪影響を及ぼさないよう管理すること。

Ⅲ　衛生管理体制

1．衛生管理体制の確立

(1)　調理施設の経営者又は学校長等施設の運営管理責任者（以下「責任者」という。）は，施設の衛生管理に関する責任者（以下「衛生管理者」という。）を指名すること。

　　なお，共同調理施設等で調理された食品を受け入れ，提供する施設においても，衛生管理者を指名すること。

(2)　責任者は，日頃から食材の納入業者についての情報の収集に努め，品質管理の確かな業者から食材を購入すること。また，継続的に購入する場合は，配送中の保存温度の徹底を指示するほか，納入業者が定期的に行う原材料の微生物検査等の結果の提出を求めること。

(3)　責任者は，衛生管理者に別紙点検表に基づく点検作業を行わせるとともに，そのつど点検結果を報告させ，適切に点検が行われたことを確認すること。点検結果については，1年間保管すること。

(4)　責任者は，点検の結果，衛生管理者から改善不能な異常の発生の報告を受けた場合，食材の返品，メニューの一部削除，調理済み食品の回収等必要な措置を講ずること。

(5)　責任者は，点検の結果，改善に時間を要する事態が生じた場合，必要な応急処置を講ずるとともに，計画的に改善を行うこと。

(6)　責任者は，衛生管理者及び調理従事者等に対して衛生管理及び食中毒防止に関する研修に参加させるなど必要な知識・技術の周知徹底を図ること。

(7)　責任者は，調理従事者等を含め職員の健康管理及び健康状態の確認を組織的・継続的に行い，調理従事者等の感染及び調理従事者等からの施設汚染の防止に努めること。

(8)　責任者は，衛生管理者に毎日作業開始前に，各調理従事者等の健康状態を確認させ，その結果を記録させること。

(9)　責任者は，調理従事者等に定期的な健康診断及び月に1回以上の検便を受けさせること。検便検査には，腸管出血性大腸菌の検査を含めることとし，10月から3月までの間には月に1回以上又は必要に応じてノロウイルスの検便検査を受けさせるよう努めること。

(10)　責任者は，ノロウイルスの無症状病原体保有者であることが判明した調理従事者等を，検便検査においてノロウイルスを保有していないこ

とが確認されるまでの間，食品に直接触れる調理作業を控えさせるなど適切な措置をとることが望ましいこと。

⑾　責任者は，調理従事者等が下痢，嘔吐，発熱などの症状があった時，手指等に化膿創があった時は調理作業に従事させないこと。

⑿　責任者は，下痢又は嘔吐等の症状がある調理従事者等について，直ちに医療機関を受診させ，感染性疾患の有無を確認すること。ノロウイルスを原因とする感染性疾患による症状と診断された調理従事者等は，リアルタイムPCR法等の高感度の検便検査においてノロウイルスを保有していないことが確認されるまでの間，食品に直接触れる調理作業を控えさせるなど適切な処置をとることが望ましいこと。

⒀　責任者は，調理従事者等について，ノロウイルスにより発症した調理従事者等と一緒に感染の原因と考えられる食事を喫食するなど，同一の感染機会があった可能性がある調理従事者等について速やかにノロウイルスの検便検査を実施し，検査の結果ノロウイルスを保有していないことが確認されるまでの間，調理に直接従事することを控えさせる等の手段を講じることが望ましいこと。

⒁　献立の作成に当たっては，施設の人員等の能力に余裕を持った献立作成を行うこと。

⒂　献立ごとの調理工程表の作成に当たっては，次の事項に留意すること。

　　ア　調理従事者等の汚染作業区域から非汚染作業区域への移動を極力行わないようにすること。

　　イ　調理従事者等の一日ごとの作業の分業化を図ることが望ましいこと。

　　ウ　調理終了後速やかに喫食されるよう工夫すること。

　　また，衛生管理者は調理工程表に基づき，調理従事者等と作業分担等について事前に十分な打合せを行うこと。

⒃　施設の衛生管理全般について，専門的な知識を有する者から定期的な指導，助言を受けることが望ましい。また，従事者の健康管理については，労働安全衛生法等関係法令に基づき産業医等から定期的な指導，助言を受けること。

⒄　高齢者や乳幼児が利用する施設等においては，平常時から施設長を責任者とする危機管理体制を整備し，感染拡大防止のための組織対応を文書化するとともに，具体的な対応訓練を行っておくことが望ましいこと。また，従業員あるいは利用者において下痢・嘔吐等の発生を迅速に把握するために，定常的に有症状者数を調査・監視することが望ましいこと。

（別添3）調理後の食品の温度管理に係る記録の取り方について
（調理終了後提供まで30分以上を要する場合）

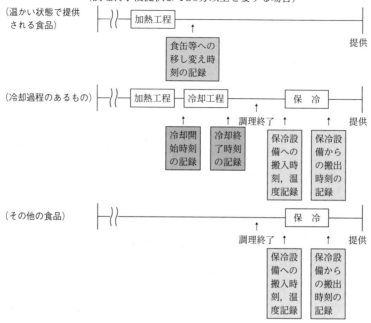

（別紙）調理施設の点検表

年　　月　　日

	責任者	衛生管理者

1．毎日点検

	点検項目	点検結果
1	施設へのねずみや昆虫の侵入を防止するための設備に不備はありませんか。	
2	施設の清掃は，全ての食品が調理場内から完全に搬出された後，適切に実施されましたか。（床面，内壁のうち床面から1m以内の部分及び手指の触れる場所）	
3	施設に部外者が入ったり，調理作業に不必要な物品が置かれていたりしません。	
4	施設は十分な換気が行われ，高温多湿が避けられていますか。	
5	手洗い設備の石けん，爪ブラシ，ペーパータオル，殺菌液は適切ですか。	

2．1カ月ごとの点検

1	巡回点検の結果，ねずみや昆虫の発生はありませんか。	
2	ねずみや昆虫の駆除は半年以内に実施され，その記録が1年以上保存されていますか。	
3	汚染作業区域と非汚染作業区域が明確に区別されていますか。	
4	各作業区域の入り口手前に手洗い設備，履き物の消毒設備（履き物の交換が困難な場合に限る）が設置されていますか。	
5	シンクは用途別に相互汚染しないように設置されていますか。 加熱調理用食材，非加熱調理用食材，器具の洗浄等を行うシンクは別に設置されていますか。	
6	シンク等の排水口は排水が飛散しない構造になっていますか。	
7	全ての移動性の器具，容器等を衛生的に保管するための設備が設けられていますか。	
8	便所には，専用の手洗い設備，専用の履き物が備えられていますか。	
9	施設の清掃は，全ての食品が調理場内から完全に排出された後，適切に実施されましたか。（天井，内壁のうち床面から1m以上の部分）	

3．3カ月ごとの点検

1	施設は隔壁等により，不潔な場所から完全に区別されていますか。	
2	施設の床面は排水が容易に行える構造になっていますか。	
3	便所，休憩室及び更衣室は，隔壁により食品を取り扱う場所と区分されていますか。	

〈改善を行った点〉	
〈計画的に改善すべき点〉	

（別紙）従事者等の衛生管理点検表

年　　月　　日

	責任者	衛生管理者

氏　名	下痢	嘔吐	発熱等	化膿創	服装	帽子	毛髪	履物	爪	指輪等	手洗い

	点検項目	点検結果
1	健康診断，検便検査の結果に異常はありませんか。	
2	下痢，嘔吐，発熱などの症状はありませんか。	
3	手指や顔面に化膿創がありませんか。	
4	着用する外衣，帽子は毎日専用で清潔のものに交換されていますか。	
5	毛髪が帽子から出ていませんか。	
6	作業場専用の履き物を使っていますか。	
7	爪は短く切っていますか。	
8	指輪やマニキュアをしていませんか。	
9	手洗いを適切な時期に適切な方法で行っていますか。	
10	下処理から調理場への移動の際には外衣，履き物の交換（履き物の交換が困難な場合には，履き物の消毒）が行われていますか。	
11	便所には，調理作業時に着用する外衣，帽子，履き物のまま入らないようにしていますか。	

12	調理，点検に従事しない者が，やむを得ず，調理施設に立ち入る場合には，専用の清潔な帽子，外衣及び履き物を着用させ，手洗い及び手指の消毒を行わせましたか。	立ち入った者	点検結果

〈改善を行った点〉

〈計画的に改善すべき点〉

（別紙）原材料の取扱い等点検表

年　　月　　日

	責任者	衛生管理者

① 原材料の取扱い（毎日点検）

	点検項目	点検結果
1	原材料の納入に際しては調理従事者等が立ち会いましたか。	
	検収場で原材料の品質，鮮度，品温，異物の混入等について点検を行いましたか。	
2	原材料の納入に際し，生鮮食品については，1回で使い切る量を調理当日に仕入れましたか。	
3	原材料は分類ごとに区分して，原材料専用の保管場に保管設備を設け，適切な温度で保管されていますか。	
	原材料の搬入時の時刻及び温度の記録がされていますか。	
4	原材料の包装の汚染を保管設備に持ち込まないようにしていますか。	
	保管設備内での原材料の相互汚染が防がれていますか。	
5	原材料を配送用包装のまま非汚染作業区域に持ち込んでいませんか。	

② 原材料の取扱い（月1回点検）

点検項目	点検結果
原材料について納入業者が定期的に実施する検査結果の提出が最近1カ月以内にありましたか。	
検査結果は1年間保管されていますか。	

③ 検食の保存

点検項目	点検結果
検食は，原材料（購入した状態のもの）及び調理済み食品（配膳後のもの）を食品ごとに50g程度ずつ清潔な容器に密封して入れ，−20℃以下で2週間以上保存されていますか。	

〈改善を行った点〉

〈計画的に改善すべき点〉

（別紙）検収の記録簿

年　月　日

責任者	衛生管理者

納品の時刻	納入業者名	品目名	生産地	期限表示	数量	鮮度	包装	品温	異物
：									
：									
：									
：									
：									
：									
：									
：									
：									
：									
：									

〈進言事項〉

（別紙）調理器具等及び使用水の点検表

年　月　日

責任者	衛生管理者

① 調理器具，容器等の点検表

	点検項目	点検結果
1	包丁，まな板等の調理器具は用途別及び食品別に用意し，混同しないように使用されていますか。	
2	調理器具，容器等は作業動線を考慮し，予め適切な場所に適切な数が配置されていますか。	
3	調理器具，容器等は使用後（必要に応じて使用中）に洗浄・殺菌し，乾燥されていますか。	
4	調理場内における器具，容器等の洗浄・殺菌は，全ての食品が調理場から搬出された後，行っていますか。（使用中等やむをえない場合は，洗浄水等が飛散しないように行うこと。）	
5	調理機械は，最低1日1回以上，分解して洗浄・消毒し，乾燥されていますか。	
6	全ての調理器具，容器等は衛生的に保管されていますか。	

② 使用水の点検表

採取場所	採取時期	色	濁り	臭い	異物	残留塩素濃度
						mg/L
						mg/L
						mg/L
						mg/L

③ 井戸水，貯水槽の点検表（月1回点検）

	点検項目	点検結果
1	水道事業により供給される水以外の井戸水等の水を使用している場合には，半年以内に水質検査が実施されていますか。	
	検査結果は1年間保管されていますか。	
2	貯水槽は清潔を保持するため，1年以内に清掃が実施されていますか。	
	清掃した証明書は1年間保管されていますか。	

〈改善を行った点〉
〈計画的に改善すべき点〉

（別紙）調理等における点検表

年　　　月　　　日

責任者	衛生管理者

① 下処理・調理中の取扱い

	点検項目	点検結果
1	非汚染作業区域内に汚染を持ち込まないよう，下処理を確実に実施していますか。	
2	冷凍又は冷蔵設備から出した原材料は速やかに下処理，調理に移行させていますか。	
	非加熱で供される食品は下処理後速やかに調理に移行していますか。	
3	野菜及び果物を加熱せずに供する場合には，適切な洗浄（必要に応じて殺菌）を実施していますか。	
4	加熱調理食品は中心部が十分〔75℃で1分間以上（二枚貝等ノロウイルス汚染のおそれのある食品の場合は85～90℃で90秒間以上）等〕加熱されていますか。	
5	食品及び移動性の調理器具並びに容器の取扱いは床面から60cm以上の場所で行われていますか。（ただし，跳ね水等からの直接汚染が防止できる食缶等で食品を取り扱う場合には，30cm以上の台にのせて行うこと。）	
6	加熱調理後の食品の冷却，非加熱調理食品の下処理後における調理場等での一時保管等は清潔な場所で行われていますか。	
7	加熱調理食品にトッピングする非加熱調理食品は，直接喫食する非加熱調理食品と同様の衛生管理を行い，トッピングする時期は提供までの時間が極力短くなるようにしていますか。	

② 調理後の取扱い

	点検項目	点検結果
1	加熱調理後，食品を冷却する場合には，速やかに中心温度を下げる工夫がされていますか。	
2	調理後の食品は，他からの二次汚染を防止するため，衛生的な容器にふたをして保存していますか。	
3	調理後の食品は適切に温度管理（冷却過程の温度管理を含む。）を行い，必要な時刻及び温度が記録されていますか。	
4	配送過程があるものは保冷又は保温設備のある運搬車を用いるなどにより，適切な温度管理を行い，必要な時間及び温度等が記録されていますか。	
5	調理後の食品は2時間以内に喫食されていますか。	

③ 廃棄物の取扱い

	点検項目	点検結果
1	廃棄物容器は，汚臭，汚液がもれないように管理するとともに，作業終了後は速やかに清掃し，衛生上支障のないように保持されていますか。	
2	返却された残渣は，非汚染作業区域に持ち込まれていませんか。	
3	廃棄物は，適宜集積場に搬出し，作業場に放置されていませんか。	
4	廃棄物集積場は，廃棄物の搬出後清掃するなど，周囲の環境に悪影響を及ぼさないよう管理されていますか。	

〈改善を行った点〉

〈計画的に改善すべき点〉

（別紙）食品保管時の記録簿

年　　　月　　　日

責任者	衛生管理者

① 原材料保管時

品目名	搬入時刻	搬入時設備内（室内）温度	品目名	搬入時刻	搬入時設備内（室内）温度

② 調理終了後30分以内に提供される食品

品目名	調理終了時刻	品目名	調理終了時刻

③ 調理終了後30分以上に提供される食品

ア　温かい状態で提供される食品

品目名	食缶等への移し替え時刻

イ　加熱後冷却する食品

品目名	冷却開始時刻	冷却終了時刻	保冷設備への搬入時刻	保冷設備内温度	保冷設備からの搬出時刻

ウ　その他の食品

品目名	保冷設備への搬入時刻	保冷設備内温度	保冷設備からの搬出時刻

〈進言事項〉

（別紙）食品の加熱加工の記録簿

年　　月　　日

責任者	衛生管理者

品目名	No. 1			No. 2 （No. 1で設定した条件に基づき実施）	
（揚げ物）	①油温		℃	油温	℃
	②調理開始時刻		：	No. 3 （No. 1で設定した条件に基づき実施）	
	③確認時の中心温度	サンプルA	℃	油温	℃
		B	℃	No. 4 （No. 1で設定した条件に基づき実施）	
		C	℃	油温	℃
	④③確認後の加熱時間			No. 5 （No. 1で設定した条件に基づき実施）	
	⑤全加熱処理時間			油温	℃

品目名	No. 1			No. 2 （No. 1で設定した条件に基づき実施）	
（焼き物，蒸し物）	①調理開始時刻		：	確認時の中心温度	℃
	②確認時の中心温度	サンプルA	℃	No. 3 （No. 1で設定した条件に基づき実施）	
		B	℃	確認時の中心温度	℃
		C	℃	No. 4 （No. 1で設定した条件に基づき実施）	
	③②確認後の加熱時間			確認時の中心温度	℃
	④全加熱処理時間				

品目名	No. 1			No. 2		
（煮物）	①確認時の中心温度	サンプル	℃	①確認時の中心温度	サンプル	℃
	②①確認後の加熱時間			②①確認後の加熱時間		
（炒め物）	①確認時の中心温度	サンプルA	℃	①確認時の中心温度	サンプルA	℃
		B	℃		B	℃
		C	℃		C	℃
	②①確認後の加熱時間			②①確認後の加熱時間		

〈改善を行った点〉

〈計画的に改善すべき点〉

（別紙）配送先記録簿

年　　月　　日

責任者	記録者

出発時刻		⇒	帰り時刻	

保冷設備への搬入時刻　（　　：　　）
保冷設備内温度　　　　（　　　　）

配送先	配送先所在地	品目名	数量	配送時刻
				：
				：
				：
				：
				：
				：
				：
				：
				：
				：

〈進言事項〉

❺ 食品添加物表示の簡略名（抜粋）

◀ 36-56

物質名	簡略名
L-アスコルビン酸ステアリン酸エステル	アスコルビン酸エステル，ビタミン C，V.C
DL-アラニン	アラニン
亜硫酸ナトリウム	亜硫酸塩，亜硫酸 Na
エチレンジアミン四酢酸二ナトリウム	EDTA ナトリウム，EDTA-Na
塩化カリウム	塩化 K
塩化カルシウム	塩化 Ca
塩化第二鉄	塩化鉄
塩化マグネシウム	塩化 Mg
オルトフェニルフェノールナトリウム	オルトフェニルフェノール Na，OPP-Na
β-カロテン	カロチン，カロチン色素，カロチノイド，カロチノイド色素，カロテン，カロテン色素，カロテノイド，カロテノイド色素
食用赤色2号	赤色2号，赤2
炭酸カリウム（無水）	炭酸カリウム，炭酸 K
ノルビキシンカリウム	ノルビキシン K，水溶性アナトー，アナトー，アナトー色素，カロチノイド，カロチノイド色素，カロテノイド，カロテノイド色素

▼同種の添加物の酸および塩を併用した場合の簡略名の例

併用する物質名	簡略名
ソルビン酸，ソルビン酸カリウム及びソルビン酸カルシウム	ソルビン酸（K，Ca）
乳酸，乳酸ナトリウム及び乳酸カルシウム	乳酸（Na，Ca）

▼同種の添加物の塩を併用した場合の簡略名の例

併用する物質名	簡略名
炭酸ナトリウム及び炭酸マグネシウム	炭酸塩（Na，Mg）
ピロリン酸二水素カルシウム及びピロリン酸四ナトリウム	リン酸塩（Ca，Na）

資料） 食品衛生法に基づく添加物の表示等について，衛化第56号（平成8年5月23日，最終改正：平成27年2月20日消食表第52号）

⑥ 栄養強化の目的が考えられる添加物の範囲

ビタミン類（33品目）

L-アスコルビン酸	L-アスコルビン酸ステアリン酸エステル
L-アスコルビン酸カルシウム	L-アスコルビン酸 2 -グルコシド
L-アスコルビン酸ナトリウム	エルゴカルシフェロール
L-アスコルビン酸パルミチン酸エステル	コレカルシフェロール
β-カロテン	ジベンゾイルチアミン塩酸塩
ジベンゾイルチアミン	チアミン硝酸塩
チアミン塩酸塩	チアミンチオシアン酸塩
チアミンセチル硫酸塩	チアミンラウリル硫酸塩
チアミンナフタレン- 1 , 5 -ジスルホン酸塩	d-α-トコフェロール酢酸エステル
トコフェロール酢酸エステル	ニコチン酸アミド
ニコチン酸	パントテン酸ナトリウム
パントテン酸カルシウム	ビスベンチアミン
ビオチン	ビタミン A 脂肪酸エステル
ビタミン A	メチルヘスペリジン
ピリドキシン塩酸塩	リボフラビン
葉酸	リボフラビン 5′-リン酸エステルナトリウム
リボフラビン酪酸エステル	

ミネラル類（33品目）

亜鉛塩類（グルコン酸亜鉛及び硫酸亜鉛に限る）	塩化カルシウム
L-アスコルビン酸カルシウム	塩化マグネシウム
塩化第二鉄	クエン酸第一鉄ナトリウム
クエン酸カルシウム	クエン酸鉄アンモニウム
クエン酸鉄	グルコン酸カルシウム
グリセロリン酸カルシウム	酢酸カルシウム
グルコン酸第一鉄	酸化カルシウム
水酸化カルシウム	酸化マグネシウム
炭酸カルシウム	水酸化マグネシウム
銅塩類（グルコン酸銅及び硫酸銅に限る）	ステアリン酸カルシウム
乳酸鉄	炭酸マグネシウム
ピロリン酸第二鉄	乳酸カルシウム
硫酸第一鉄	ピロリン酸第二水素カルシウム
リン酸三カルシウム	硫酸カルシウム
リン酸一水素カルシウム	硫酸マグネシウム
リン酸二水素カルシウム	リン酸三マグネシウム
リン酸一水素マグネシウム	

アミノ酸類（24品目）

L-アスパラギン酸ナトリウム	DL-アラニン
L-アルギニン L-グルタミン酸塩	L-イソロイシン
グリシン	L-グルタミン酸
L-グルタミン酸カリウム	L-グルタミン酸カルシウム
L-グルタミン酸ナトリウム	L-グルタミン酸マグネシウム
L-システイン塩酸塩	L-テアニン
DL-トリプトファン	L-トリプトファン
DL-トレオニン	L-トレオニン
L-バリン	L-ヒスチジン塩酸塩
L-フェニルアラニン	DL-メチオニン
L-メチオニン	L-リシン L-アスパラギン酸塩
L-リシン塩酸塩	L-リシン L-グルタミン酸塩

資料）　食品衛生法に基づく添加物の表示等について，衛化第56号（平成 8 年 5 月23日，最終改正：平成27年2月20日消食表第52号）

❼ 食中毒発生動向

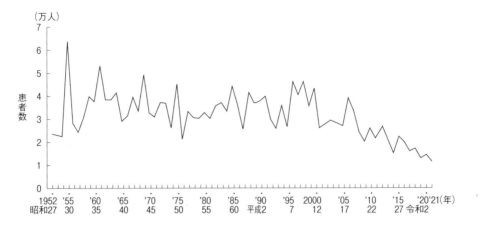

注） 患者数の推移における大きな山の要因を以下にあげる。
昭30（'55） 3月−脱脂乳（1,936人），6月−粉ミルク（12,344人）
昭36（'61） 3月−あじの唐揚げ（2,426人），6月−マヨネーズサラダ（1,113人），8月−仕出し弁当（1,058人）
昭44（'69） 6月−うどん（1,211人），9月−チラシ寿司（2,964人），ホットドッグ（1,144人），10月−花かつお
（1,415人）
昭50（'75） 5月−不明（1,195人），9月−タイラギ貝（1,731人），みそ汁（1,136人）
昭57（'82） 10月−病原微生物により汚染された疑いのある飲料水またはこれを使用した食品（7,715人）
昭60（'85） 2月−給食弁当（1,124人），6月−不明（3,010人）
昭63（'88） 6月−錦糸卵（10,476人）
平 8（'96） 腸管出血性大腸菌およびサルモネラ属菌による食中毒増加
平12（'00） 加工乳の黄色ブドウ球菌による食中毒（13,420人）
平18（'06） ノロウイルスによる食中毒（27,616人）
平22（'10） ノロウイルスによる食中毒（13,904人）
平26（'14） ノロウイルスによる食中毒（10,506人）
平27（'15） ノロウイルスによる食中毒（14,876人）
平28（'16） ノロウイルスによる食中毒（579人），カンピロバクター属菌による食中毒（609人）
平29（'17） ノロウイルスによる食中毒（1,847人）
平30（'18） ウエルシュ菌による食中毒（621人），ノロウイルスによる食中毒（550人）
令元（'19） ノロウイルスによる食中毒（184人）
資料） 厚生労働省：食中毒統計

表1 食中毒事件数・患者数等の推移

		事件数	患者数	罹患率 （人口10万対）	1事件当たり 患者数	死者数	死亡率 （人口10万対）
昭和60	（'85）	1,177	44,102	36.4	37.5	12	0.0
平成 2	（'90）	926	37,561	30.4	40.6	5	0.0
7	（'95）	699	26,325	21.2	37.7	5	0.0
12	（'00）	2,247	43,307	34.2	19.3	4	0.0
17	（'05）	1,545	27,019	21.1	17.5	7	0.0
22	（'10）	1,254	25,972	20.3	20.7	0	0.0
25	（'13）	931	20,802	16.3	22.3	1	0.0
26	（'14）	976	19,355	15.2	19.8	2	0.0
27	（'15）	1,202	22,718	17.9	18.9	6	0.0
28	（'16）	1,139	20,252	16.0	17.8	14	0.0
29	（'17）	1,014	16,464	13.0	16.2	3	0.0
30	（'18）	1,330	17,282	13.7	13.0	3	0.0
令和元	（'19）	1,061	13,018	10.3	12.3	4	0.0
2	（'20）	887	14,613	11.6	16.5	3	0.0
3	（'21）	717	11,080	8.8	15.5	2	0.0

注） 掲載している数値は四捨五入のため，内訳合計が総数と合わないことがある。
令和元年は，平成31年1月〜4月30日と令和元年5月1日〜12月31日までの集計である（p.108，表2〜p.110，
表6も同様。

資料） 厚生労働省：食中毒統計

表2 病因物質別の食中毒事件・患者・死者数

令和3（'21）年

	件数	％	患者数	％	死者数	％
総　　数	717	100.0	11,080	100.0	2	100.0
病因物質判明	705	98.3	10,930	98.6	2	100.0
病因物質不明	12	1.7	150	1.4	―	―
病因物質判明数	705	98.3	10,930	98.6	2	100.0
細　　菌	230	32.1	5,638	50.9	1	50.0
サルモネラ属菌	8	1.1	318	2.9	1	50.0
ブドウ球菌	18	2.5	285	2.6	―	―
ボツリヌス菌	1	0.1	4	0.0	―	―
腸炎ビブリオ	―	―	―	―	―	―
腸管出血性大腸菌(VT産生)	9	1.3	42	0.4	―	―
その他の病原大腸菌	5	0.7	2,258	20.4	―	―
ウエルシュ菌	30	4.2	1,916	17.3	―	―
セレウス菌	5	0.7	51	0.5	―	―
エルシニア・エンテロコリチカ	―	―	―	―	―	―
カンピロバクター・ジェジュニ/コリ	154	21.5	764	6.9	―	―
ナグビブリオ	―	―	―	―	―	―
コレラ菌	―	―	―	―	―	―
赤痢菌	―	―	―	―	―	―
チフス菌	―	―	―	―	―	―
パラチフスA菌	―	―	―	―	―	―
その他の細菌	―	―	―	―	―	―
ウイルス	72	10.0	4,733	42.7	―	―
ノロウイルス	72	10.0	4,733	42.7	―	―
その他のウイルス	―	―	―	―	―	―
寄生虫*	348	48.5	368	3.3	―	―
クドア	4	0.6	14	0.1	―	―
サルコシスティス	―	―	―	―	―	―
アニサキス	344	48.0	354	3.2	―	―
その他の寄生虫	―	―	―	―	―	―
化学物質	9	1.3	98	0.9	―	―
自 然 毒	45	6.3	88	0.8	1	50.0
植物性自然毒	27	3.8	62	0.6	1	50.0
動物性自然毒	18	2.5	26	0.2	―	―
そ の 他	1	0.1	5	0.0	―	―

注）　掲載している数値は四捨五入のため，内訳合計が総数と合わないことがある。
　　　*平成25年の調査より，「寄生虫」の項目が追加された。
資料）　厚生労働省：食中毒統計

表3 原因食品別の食中毒事件・患者・死者数

令和3（'21）年

	件数	%	患者数	%	死者数	%
総　　数	717	100.0	11,080	100.0	2	100.0
原因食品・食事判明	535	74.6	10,572	95.4	2	100.0
原因食品・食事不明	182	25.4	508	4.6	―	―
原因食品・食事判明数	535	74.6	10,572	95.4	2	100.0
魚 介 類	223	31.1	335	3.0	―	―
貝類	2	0.3	8	0.1	―	―
ふぐ	13	1.8	19	0.2	―	―
その他	208	29.0	308	2.8	―	―
魚介類加工品	2	0.3	24	0.2	―	―
魚肉練り製品	―	―	―	―	―	―
その他	2	0.3	24	0.2	―	―
肉類及びその加工品	31	4.3	158	1.4	―	―
卵類及びその加工品	―	―	―	―	―	―
乳類及びその加工品	1	0.1	1,896	17.1	―	―
穀類及びその加工品	1	0.1	29	0.3	―	―
野菜及びその加工品	29	4.0	212	1.9	2	100.0
豆類	―	―	―	―	―	―
きのこ類	12	1.7	42	0.4	―	―
その他	17	2.4	170	1.5	2	100.0
菓 子 類	5	0.7	106	1.0	―	―
複合調理食品	41	5.7	1,039	9.4	―	―
その他	202	28.2	6,773	61.1	―	―
食品特定	11	1.5	116	1.0	―	―
食事特定	191	26.6	6,657	60.1	―	―

注）　掲載している数値は四捨五入のため，内訳合計が総数と合わないことがある。
資料）　厚生労働省：食中毒統計

表4 原因施設別の食中毒事件・患者・死者数

令和3（'21）年

	件数	%	患者数	%	死者数	%
総　　数	717	100.0	11,080	100.0	2	100.0
原因施設判明	516	72.0	10,390	93.8	2	100.0
原因施設不明	201	28.0	690	6.2	―	―
原因施設判明数	516	72.0	10,390	93.8	2	100.0
家　　庭	106	14.8	156	1.4	1	50.0
事 業 場	31	4.3	1,189	10.7	1	50.0
給食施設-事業所等	5	0.7	438	4.0	―	―
給食施設-保育所	5	0.7	191	1.7	―	―
給食施設-老人ホーム	17	2.4	505	4.6	1	50.0
寄宿舎	2	0.3	44	0.4	―	―
その他	2	0.3	11	0.1	―	―
学　　校	10	1.4	542	4.9	―	―
給食施設-単独調理場-幼稚園	1	0.1	12	0.1	―	―
給食施設-単独調理場-小学校	―	―	―	―	―	―
給食施設-単独調理場-中学校	―	―	―	―	―	―
給食施設-単独調理場-その他	―	―	―	―	―	―
給食施設-共同調理場	―	―	―	―	―	―
給食施設-その他	1	0.1	54	0.5	―	―
寄宿舎	6	0.8	390	3.5	―	―
その他	2	0.3	86	0.8	―	―
病　　院	5	0.7	283	2.6	―	―
給食施設	4	0.6	273	2.5	―	―
寄宿舎	―	―	―	―	―	―
その他	1	0.1	10	0.1	―	―
旅　　館	12	1.7	386	3.5	―	―
飲 食 店	283	39.5	2,646	23.9	―	―
販 売 店	40	5.6	44	0.4	―	―
製 造 所	10	1.4	2,127	19.2	―	―
仕 出 屋	16	2.2	3,010	27.2	―	―
採 取 場 所	1	0.1	3	0.0	―	―
その他	2	0.3	4	0.0	―	―

注）　掲載している数値は四捨五入のため，内訳合計が総数と合わないことがある。
資料）　厚生労働省：食中毒統計

表5 月別の食中毒事件・患者・死者数

令和3（'21）年

	事件数	患者数	死者数
総数	717	11,080	2
1月	36	358	—
2	47	839	—
3	88	493	—
4	58	3,428	1
5	44	454	1
6	54	2,479	—
7	49	241	—
8	37	465	—
9	53	456	—
10	87	681	—
11	80	461	—
12	84	725	—

資料）　厚生労働省：食中毒統計

表6 腸管出血性大腸菌（VT産生）による食中毒の発生状況の推移

	発生件数	患者数	死者数
平成8年（'96）	87	10,322	8
9 （'97）	25	211	—
10 （'98）	16	183	3
11 （'99）	8	46	—
12 （'00）	16	113	1
13 （'01）	24	378	—
14 （'02）	13	273	9
15 （'03）	12	184	1
16 （'04）	18	70	—
17 （'05）	24	105	—
18 （'06）	24	179	—
19 （'07）	25	928	—
20 （'08）	17	115	—
21 （'09）	26	181	—
22 （'10）	27	358	—
23 （'11）	25	714	7
24 （'12）	16	392	8
25 （'13）	13	105	—
26 （'14）	25	766	—
27 （'15）	17	156	—
28 （'16）	14	252	10
29 （'17）	17	168	1
30 （'18）	32	456	—
令和元 （'19）	20	165	—
2 （'20）	5	30	—
3 （'21）	9	42	—

資料）　厚生労働省：食中毒統計

規制項目	対象食品	規制値
PCB	魚介類 　遠洋沖合魚介類（可食部） 　内海内湾（内水面を含む）魚介類（可食部） 牛乳（全乳中） 乳製品（全量中） 育児用粉乳（全量中） 肉類（全量中） 卵類（全量中） 容器包装	 0.5ppm 3.0ppm 0.1ppm 1.0ppm 0.2ppm 0.5ppm 0.2ppm 5.0ppm
水銀 　総水銀 　メチル水銀	魚介類 　ただし，まぐろ類（まぐろ，かじきおよびかつお）および内面水域の河川産の魚介類（湖沼産の魚介類は含まない），ならびに深海性魚介類等〔めぬけ（類），きんめだい，ぎんだら，べにずわいがに，えっちゅうばいがいおよびさめ類〕については適用しない	0.4ppm 0.3ppm（水銀として）
アフラトキシン	食品全般	$10\mu g/kg$ を超えてはならない（アフラトキシン B_1，B_2，G_1 及び G_2 の総和）
デオキシニバレノール	小麦	1.1ppm
貝毒 　麻痺性貝毒 　下痢性貝毒	貝類（可食部）	4.0MU*/g 以下 0.16mg オカダ酸当量/kg （0.05MU*/g 以下）

注）食品中の環境汚染物質，自然毒で，厚生労働省通知により暫定的規制値が定められているもの。
　*MU（マウスユニット）：1 MU とは，体重20g のマウスを麻痺性貝毒では15分で，下痢性貝毒では24時間で死亡させる毒量。

▼食品中の放射性物質の暫定規制値

核　種	原子力施設等の防災対策に係る指針における摂取制限に関する指標値（Bq/kg）	
放射性ヨウ素 （混合核種の代表核種：^{131}I）	・飲料水，牛乳・乳製品[※1] ・野菜類（根菜，いも類を除く），魚介類	300 2,000
放射性セシウム （^{134}Cs，^{137}Cs）	・ミネラルウォーター類（水のみを原料とする清涼飲料水をいう。），原料に茶を含む清涼飲料水，飲用に供する茶	10
	・乳児の飲食に供することを目的として販売する食品（乳及び乳製品の成分規格等に関する省令（昭和26年厚生省令第52号）第2条第1項に規定する乳及び同条第12項に規定する乳製品並びにこれらを主要原料とする食品（以下この表において「乳等」という。）であって，乳児の飲食に供することを目的として販売するものを除く。）	50
	・上記以外の食品（乳等を除く。）	100
ウラン	・乳幼児用食品，飲料水，牛乳・乳製品 ・野菜類，穀類，肉・卵・魚・その他	20 100
プルトニウム及び超ウラン元素のアルファ核種 （^{238}Pu，^{239}Pu，^{240}Pu，^{242}Pu，^{241}Am，^{242}Cm，^{243}Cm，^{244}Cm放射能濃度の合計）	・乳幼児用食品，飲料水，牛乳・乳製品 ・野菜類，穀類，肉・卵・魚・その他	1 10

注）　[※1]100Bq/kg を超えるものは，乳児用調製粉乳及び直接飲用に供する乳に使用しないよう指導すること。

　　　食品中の放射性物質に関しては，食安発0317第3号（平成23年3月17日通知），食安発0405第1号（平成23年4月5日通知）及び食安発0315第1号（平成24年3月15日通知）による。常に最新情報を把握すること。

　　　Bq（ベクレル）：放射能の強さを計る単位。ただし，放射性物質を食べたときの人体への影響は，ベクレルからミリシーベルト（mSv）に換算する。放射性物質の種類，飲食や吸入などの体内への入り方により，計算時に掛ける係数は異なる。

　　　Pu：プルトニウム，Am：アメリシウム，Cm：キュリウム

▼放射性セシウムの暫定規制値[※1]

(Bq/kg)

食品群	暫定規制値
野菜類	
穀類	500
肉・卵・魚，その他	
牛乳・乳製品	200
飲料水	200

●食品の区分を変更
●年間線量の上限を引き下げ

▼放射性セシウムの新基準値[※2]

(Bq/kg)

食品群	基準値
一般食品[※3]	100
乳児用食品[※4]	50
牛乳[※5]	50
飲料水[※6]	10

注）　[※1]放射性ストロンチウムを含めて規制値を設定。

　　　[※2]放射性ストロンチウム，プルトニウムなどを含めて基準値を設定。

　　　[※3]乳児用食品，牛乳，飲料水以外の食品。原材料を乾燥し，通常水戻しをして摂取する乾燥きのこ類・海藻類・魚介類・野菜については，原材料の状態と水戻しを行った状態に基準値を適用。また，食用米油の原材料となる米ぬかおよび食用植物油脂の原材料となる種子については，原材料から抽出した油脂に基準値を適用。

　　　[※4]乳児の飲食に供することを目的として販売する食品。

　　　[※5]牛乳，低脂肪乳，加工乳等及び乳飲料（乳酸菌飲料，発酵乳，チーズは含まない）。

　　　[※6]ミネラルウォーター類と飲用茶（茶については，原材料の茶葉から浸出した状態に基準値を適用）。

資料）　厚生労働省：食品中の放射性物質の対策と現状について（概要）を一部改変

❾ 感染症法^{※1}に基づく感染症の種類

	感染症名等	性　格
感染症類型	[1類感染症] エボラ出血熱, クリミア・コンゴ出血熱, 痘そう, 南米出血熱, ペスト, マールブルグ病, ラッサ熱	感染力, 罹患した場合の重篤性等に基づく総合的な観点からみた危険性が極めて高い感染症
	[2類感染症] 急性灰白髄炎, 結核, ジフテリア, 重症急性呼吸器症候群 (病原体がコロナウイルス属 SARS コロナウイルスであるものに限る), 中東呼吸器症候群 (病原体がベータコロナウイルス属 MERS コロナウイルスであるものに限る), 鳥インフルエンザ (H5N1), 鳥インフルエンザ (H7N9)	感染力, 罹患した場合の重篤性等に基づく総合的な観点からみた危険性が高い感染症
	[3類感染症] コレラ, 細菌性赤痢, 腸管出血性大腸菌感染症, 腸チフス, パラチフス	感染力, 罹患した場合の重篤性等に基づく総合的な観点からみた危険性が高くないが, 特定職業への就業によって感染症の集団発生を起こし得る感染症
	[4類感染症] E 型肝炎, ウエストナイル熱, A 型肝炎, エキノコックス症, 黄熱, オウム病, オムスク出血熱, 回帰熱, キャサヌル森林病, Q 熱, 狂犬病, コクシジオイデス症, サル痘, ジカウイルス感染症, 重症熱性血小板減少症候群 (病原体がフレボウイルス属 SFTS ウイルスであるものに限る。), 腎症候性出血熱, 西部ウマ脳炎, ダニ媒介脳炎, 炭疽, チクングニア熱, つつが虫病, デング熱, 東部ウマ脳炎, 鳥インフルエンザ (鳥インフルエンザ (H5N1及び H7N9) を除く。), ニパウイルス感染症, 日本紅斑熱, 日本脳炎, ハンタウイルス肺症候群, B ウイルス病, 鼻疽, ブルセラ症, ベネズエラウマ脳炎, ヘンドラウイルス感染症, 発しんチフス, ボツリヌス症, マラリア, 野兎病, ライム病, リッサウイルス感染症, リフトバレー熱, 類鼻疽, レジオネラ症, レプトスピラ症, ロッキー山紅斑熱	動物, 飲食物等の物件を介して人に感染し, 国民の健康に影響を与えるおそれのある感染症 (ヒトからヒトへの伝染はない)
	[5類感染症] アメーバ赤痢, RS ウイルス感染症, 咽頭結膜熱, インフルエンザ (鳥インフルエンザ及び新型インフルエンザ等感染症を除く。), ウイルス性肝炎 (E 型肝炎及び A 型肝炎を除く。), A 群溶血性レンサ球菌咽頭炎, カルバペネム耐性腸内細菌科細菌感染症, 感染性胃腸炎, 急性出血性結膜炎, 急性弛緩性麻痺, 急性脳炎 (ウエストナイル脳炎, 西部ウマ脳炎, ダニ媒介脳炎, 東部ウマ脳炎, 日本脳炎, ベネズエラウマ脳炎及びリフトバレー熱を除く。), クラミジア肺炎 (オウム病を除く。), クリプトスポリジウム症, クロイツフェルト・ヤコブ病, 劇症型溶血性レンサ球菌感染症, 後天性免疫不全症候群, 細菌性髄膜炎 (侵襲性インフルエンザ菌感染症, 侵襲性髄膜炎菌感染症及び侵襲性肺炎球菌感染症を除く。), ジアルジア症, 侵襲性インフルエンザ菌感染症, 侵襲性髄膜炎菌感染症, 侵襲性肺炎球菌感染症, 水痘, 水痘 (入院例に限る。), 性器クラミジア感染症, 性器ヘルペス	国が感染症発生動向調査を行い, その結果等に基づいて必要な情報を一般国民や医療関係者に提供・公開していくことによって, 発生・拡大を防止すべき感染症

113

	ウイルス感染症，尖圭コンジローマ，先天性風しん症候群，手足口病，伝染性紅斑，突発性発しん，梅毒，播種性クリプトコックス症，破傷風，バンコマイシン耐性黄色ブドウ球菌感染症，バンコマイシン耐性腸球菌感染症，百日咳，風しん，ペニシリン耐性肺炎球菌感染症，ヘルパンギーナ，マイコプラズマ肺炎，麻しん，無菌性髄膜炎，メチシリン耐性黄色ブドウ球菌感染症，薬剤耐性アシネトバクター感染症，薬剤耐性緑膿菌感染症，流行性角結膜炎，流行性耳下腺炎，淋菌感染症		
新型インフルエンザ等感染症	新型インフルエンザ	新たにヒトからヒトに伝染する能力を有することとなったウイルスを病原体とするインフルエンザ	両型ともに，全国的かつ急速なまん延により国民の生命・健康に重大な影響を与えるおそれがあると認められるもの
	再興型インフルエンザ	かつて，世界的規模で流行したインフルエンザであって，その後流行することなく長期間が経過しているものとして厚生労働大臣が定めるものが再興した感染症	
指定感染症	新型コロナウイルス感染症（病原体がベータコロナウイルス属のコロナウイルス（令和2年1月に中華人民共和国から世界保健機関に対して，人に伝染する能力を有することが新たに報告されたものに限る。）であるものに限る。）	既知の感染症の中で上記1～3類，新型インフルエンザ等感染症に分類されない感染症で1～3類に準じた対応の必要が生じた感染症	
新感染症	［当初］都道府県知事が厚生労働大臣の技術的指導・助言を得て個別に応急対応する感染症 ［要件指定後］政令で症状等の要件指定をした後に1類感染症と同様の扱いをする感染症	ヒトからヒトに伝染すると認められる疾病であって，既知の感染症と症状等が明らかに異なり，その伝染力，罹患した場合の重篤度から判断した危険性が極めて高い感染症	

注) 令和4年10月現在。なお，分類は見直しが行われることがある。
　※1感染症の予防及び感染症の患者に対する医療に関する法律，法律第114号（平成10年10月2日，最終改正：平成26年11月21日法律第115号）
　　感染症の予防及び感染症の患者に対する医療に関する法律の一部を改正する法律の施行に伴う関係政令の整備等に関する政令（平成27年1月9日，政令第1号）
　※2感染症の予防及び感染症の患者に対する医療に関する法律施行令，政令第420号（平成10年12月28日，最終改正：平成28年2月5日政令第41号）
　※3感染症の予防及び感染症の患者に対する医療に関する法律施行規則，厚生省令第99号（平成10年12月28日，最終改正：平成28年3月30日厚生労働省令第49号）
資料) 感染症法，2008（平成20）年5月施行に基づく分類を一部改変

索引

URL https://daiichi-shuppan.co.jp

上記の弊社ホームページにアクセスしてください。

＊訂正・正誤等の追加情報をご覧いただけます。

＊書籍の内容、お気づきの点、出版案内等に関する
お問い合わせは「ご意見・お問い合わせ」専用フォーム
よりご送信ください。

＊書籍のご注文も承ります。

＊書籍のデザイン、価格等は、予告なく変更される場合
がございます。ご了承ください。

- サクセス管理栄養士・栄養士養成講座 -

食品衛生学　[食べ物と健康]

| 平成22（2010）年10月28日 | 初 版 第 1 刷 発 行 |
| 令和 5（2023）年 3 月 1 日 | 第 9 版 第 1 刷 発 行 |

著　　者　　植　木　幸　英
　　　　　　前　田　純　夫
　　　　　　阿　部　尚　樹

発 行 者　　井　上　由　香

発 行 所　　第 一 出 版 株 式 会 社

〒102-0073　東京都千代田区九段北2-3-1 増田ビル1階
電話 (03) 5226-0999　FAX (03) 5226-0906

印刷・製本　　大 日 本 法 令 印 刷

※ 著者の了解により検印は省略
定価は表紙に表示してあります。乱丁・落丁本は、お取替えいたします。

© Ueki,Y., Maeda,S., Abe,N., 2023

JCOPY ＜ (一社) 出版者著作権管理機構 委託出版物＞
本書の無断複写は著作権法上での例外を除き禁じられています。複写される
場合は、そのつど事前に、(一社) 出版者著作権管理機構 (電話 03-5244-5088、
FAX 03-5244-5089、e-mail: info@jcopy.or.jp) の許諾を得てください。

ISBN978-4-8041-1466-8　C3377